NEURO【ニューロ】

神経発達障害という突破口

浅見淳子
ASAMI Junko

花風社

正しいことは正しい。

花風社
大河マンガ

NEUROへの道

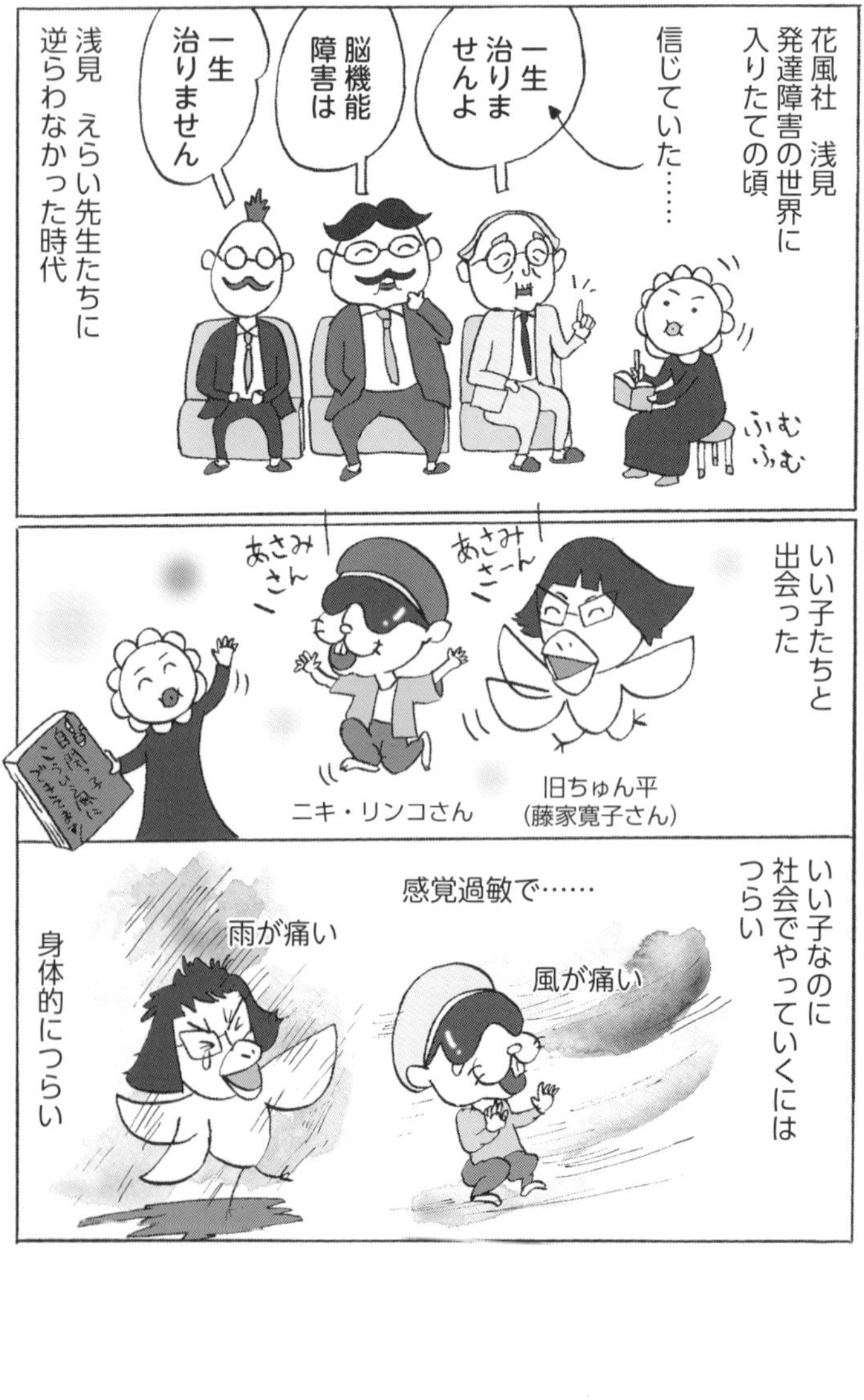

花風社　浅見
発達障害の世界に
入りたての頃
信じていた……
一生
治りま
せんよ
脳機能
障害は
一生
治りません
浅見　えらい先生たちに
逆らわなかった時代
ふむ
ふむ
いい子たちと
出会った
あさみ
さーん
あさみ
さん
旧ちゅん平
(藤家寛子さん)
ニキ・リンコさん
いい子なのに
社会でやっていくには
つらい
感覚過敏で……
風が痛い
雨が痛い
身体的につらい

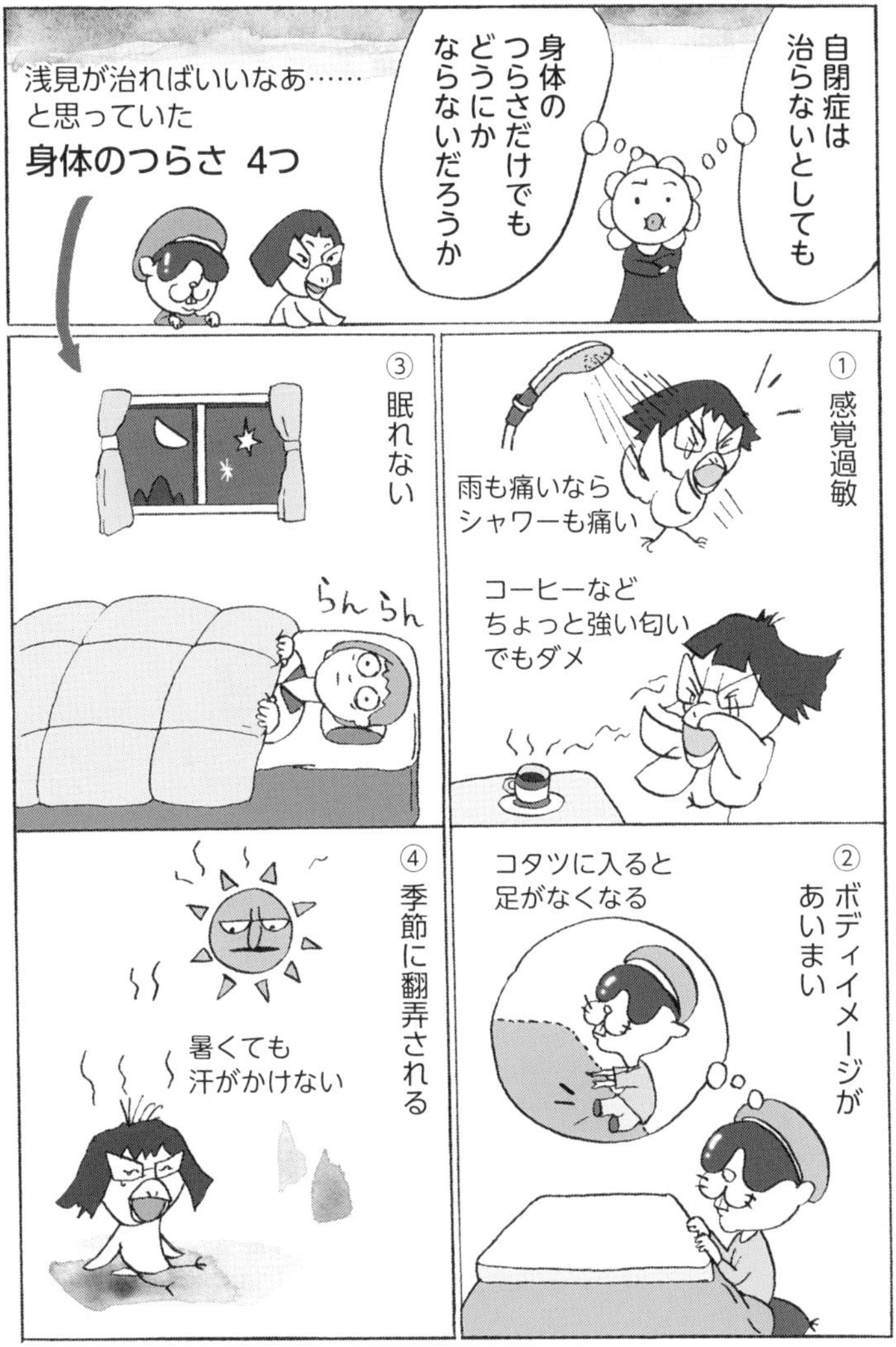
自閉症は治らないとしても
身体のつらさだけでもどうにかならないだろうか
浅見が治ればいいなあ……と思っていた
身体のつらさ　4つ
①感覚過敏
雨も痛いならシャワーも痛い
コーヒーなどちょっと強い匂いでもダメ
③眠れない
らんらん
②ボディイメージがあいまい
コタツに入ると足がなくなる
④季節に翻弄される
暑くても汗がかけない

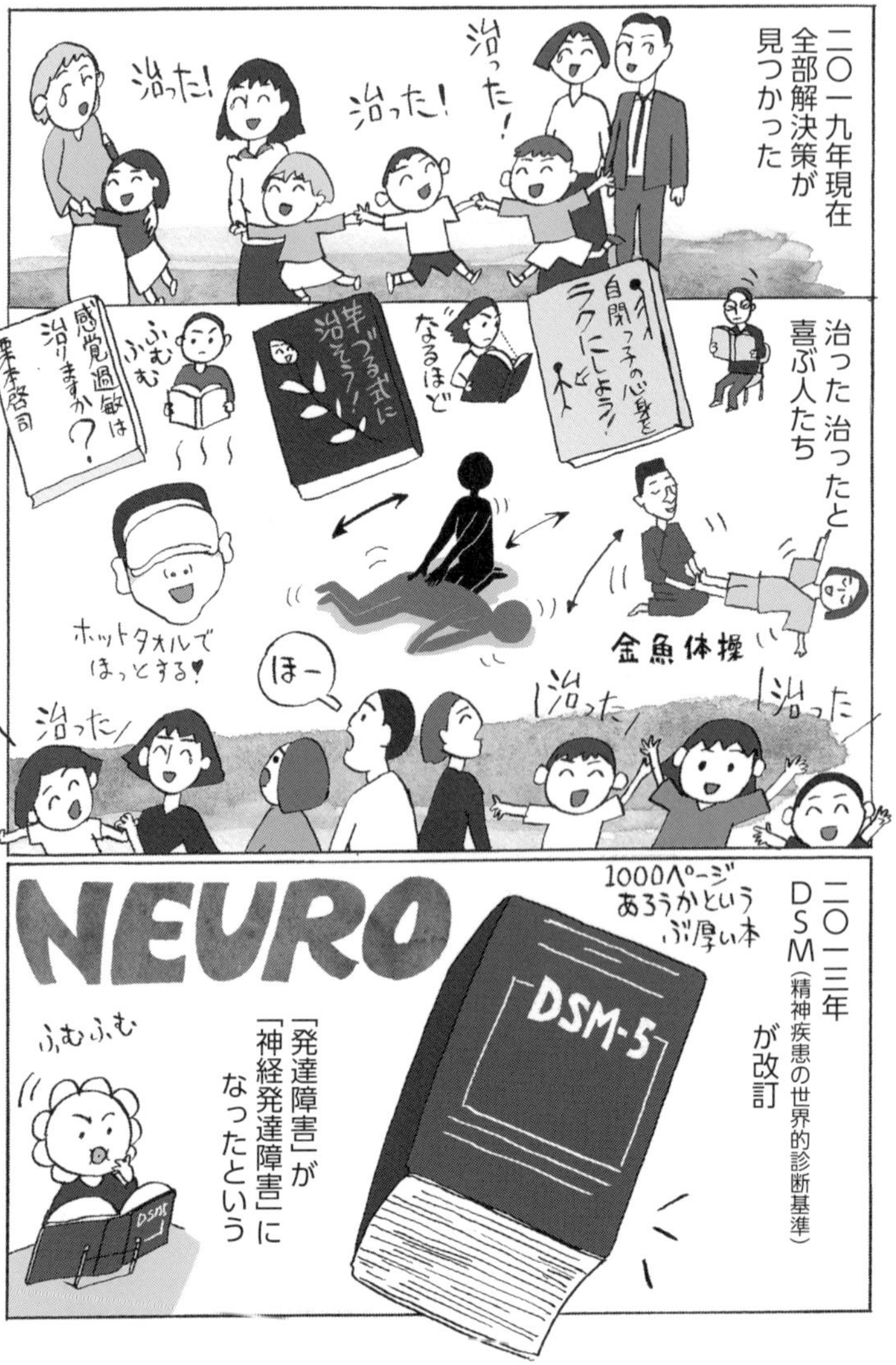
二〇一九年現在
全部解決策が
見つかった
治った！
治った！
治った！
治った！
治った治ったと
喜ぶ人たち
自閉っ子の心身をラクにしよう！
なるほど
芋づる式に治そう！
ふむふむ
感覚過敏は治りますか？
栗本啓司
ホットタオルでほっとする♥
金魚体操
ほー
治った
治った
治った
二〇一三年
DSM（精神疾患の世界的診断基準）
が改訂
1000ページあろうかというぶ厚い本
NEURO
DSM-5
「発達障害」が
「神経発達障害」に
なったという
ふむふむ
DSM

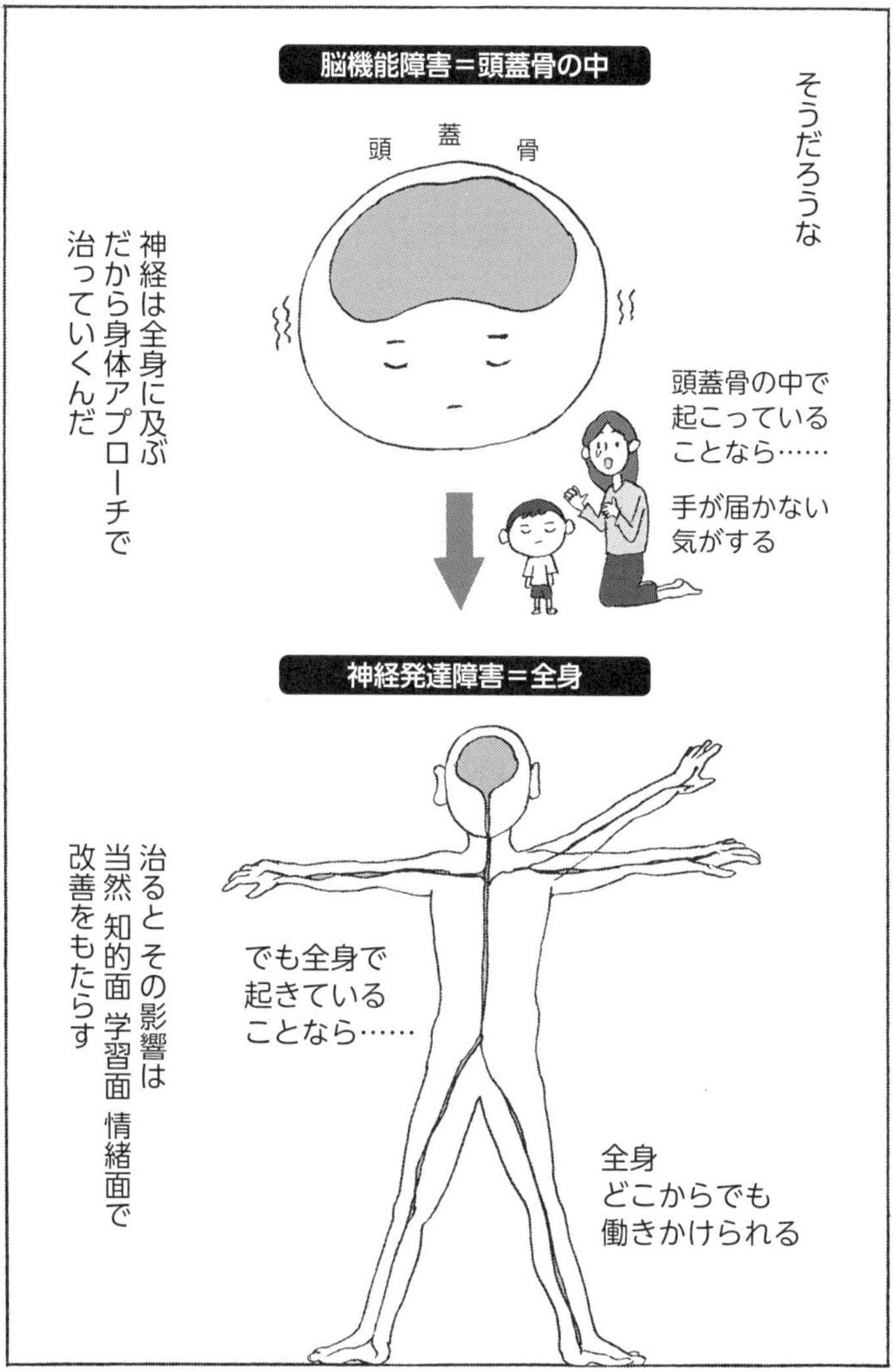
脳機能障害＝頭蓋骨の中
そうだろうな
頭
蓋
骨
頭蓋骨の中で
起こっている
ことなら……
手が届かない
気がする
神経は全身に及ぶ
だから身体アプローチで
治っていくんだ
神経発達障害＝全身
でも全身で
起きている
ことなら……
全身
どこからでも
働きかけられる
治るとその影響は
当然 知的面 学習面 情緒面で
改善をもたらす

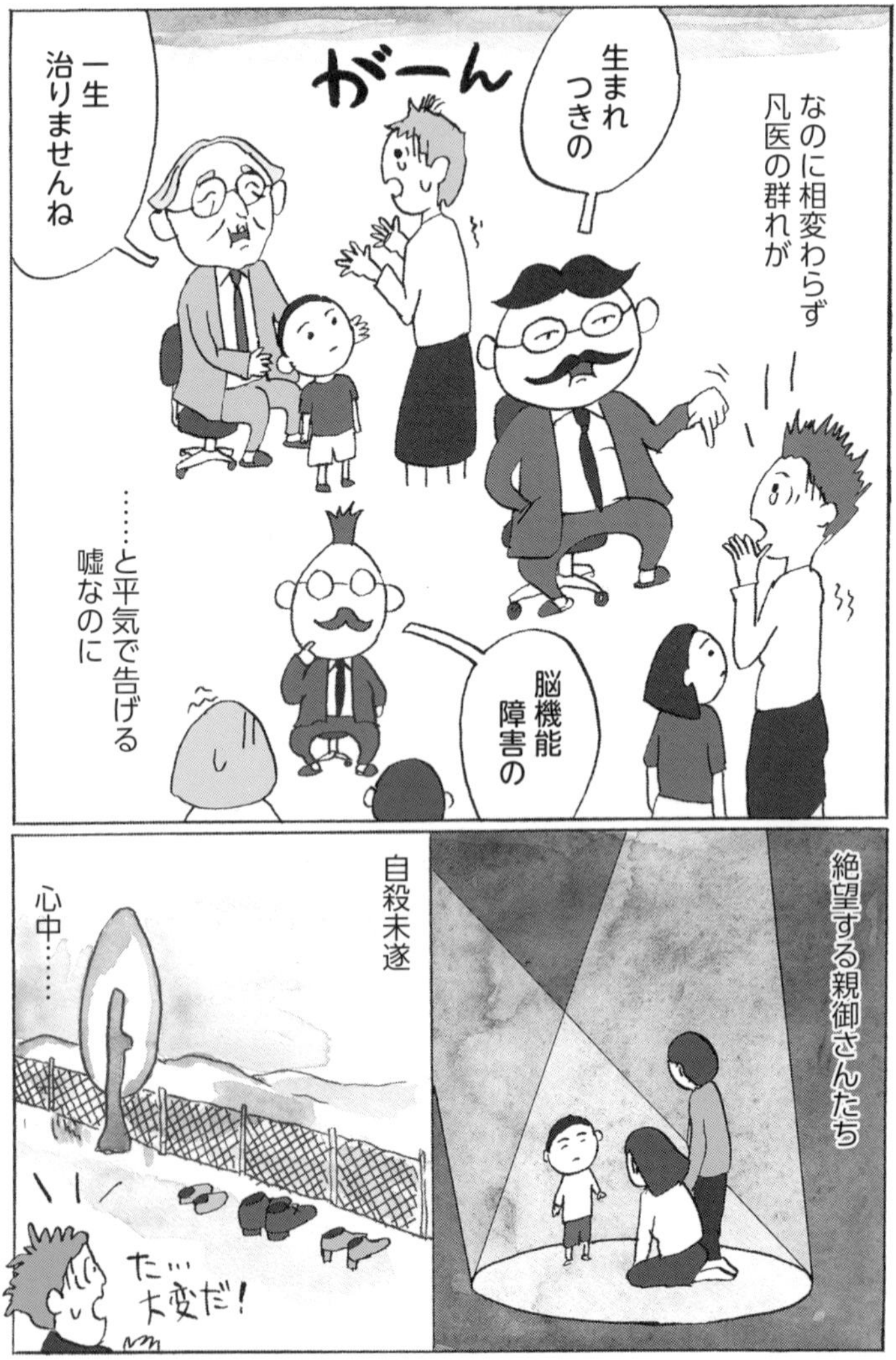

なのに相変わらず凡医の群れが
生まれつきの
脳機能障害の
一生治りませんね
がーん
……と平気で告げる嘘なのに
絶望する親御さんたち
自殺未遂
心中……
た…大変だ!

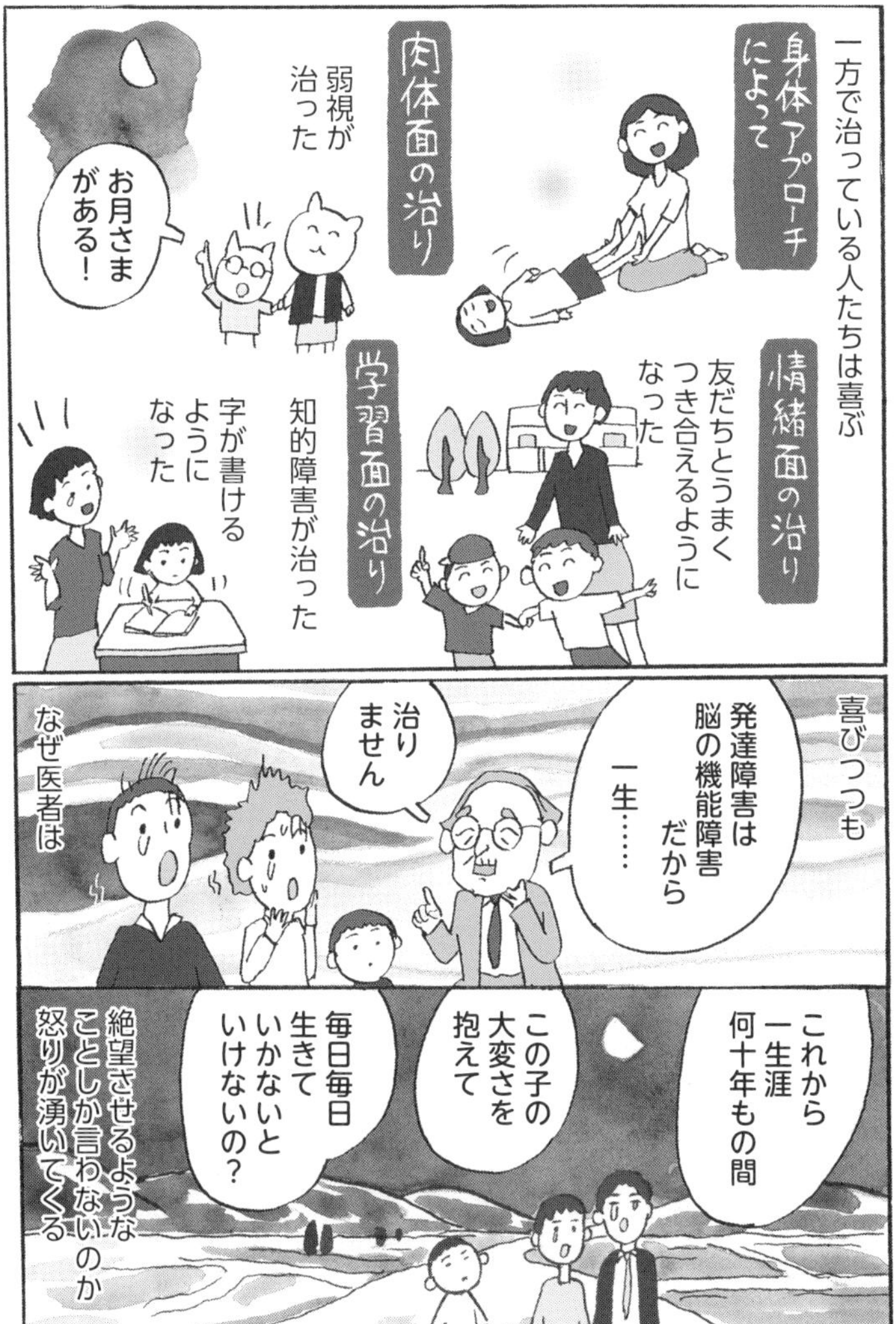
一方で治っている人たちは喜ぶ
身体アプローチによって
肉体面の治り
弱視が治った
お月さまがある！
情緒面の治り
友だちとうまくつき合えるようになった
学習面の治り
知的障害が治った
字が書けるようになった
喜びつつも
発達障害は脳の機能障害だから一生……
治りません
なぜ医者は
これから一生涯何十年もの間
この子の大変さを抱えて
毎日毎日生きていかないといけないの？
絶望させるようなことしか言わないのか怒りが湧いてくる

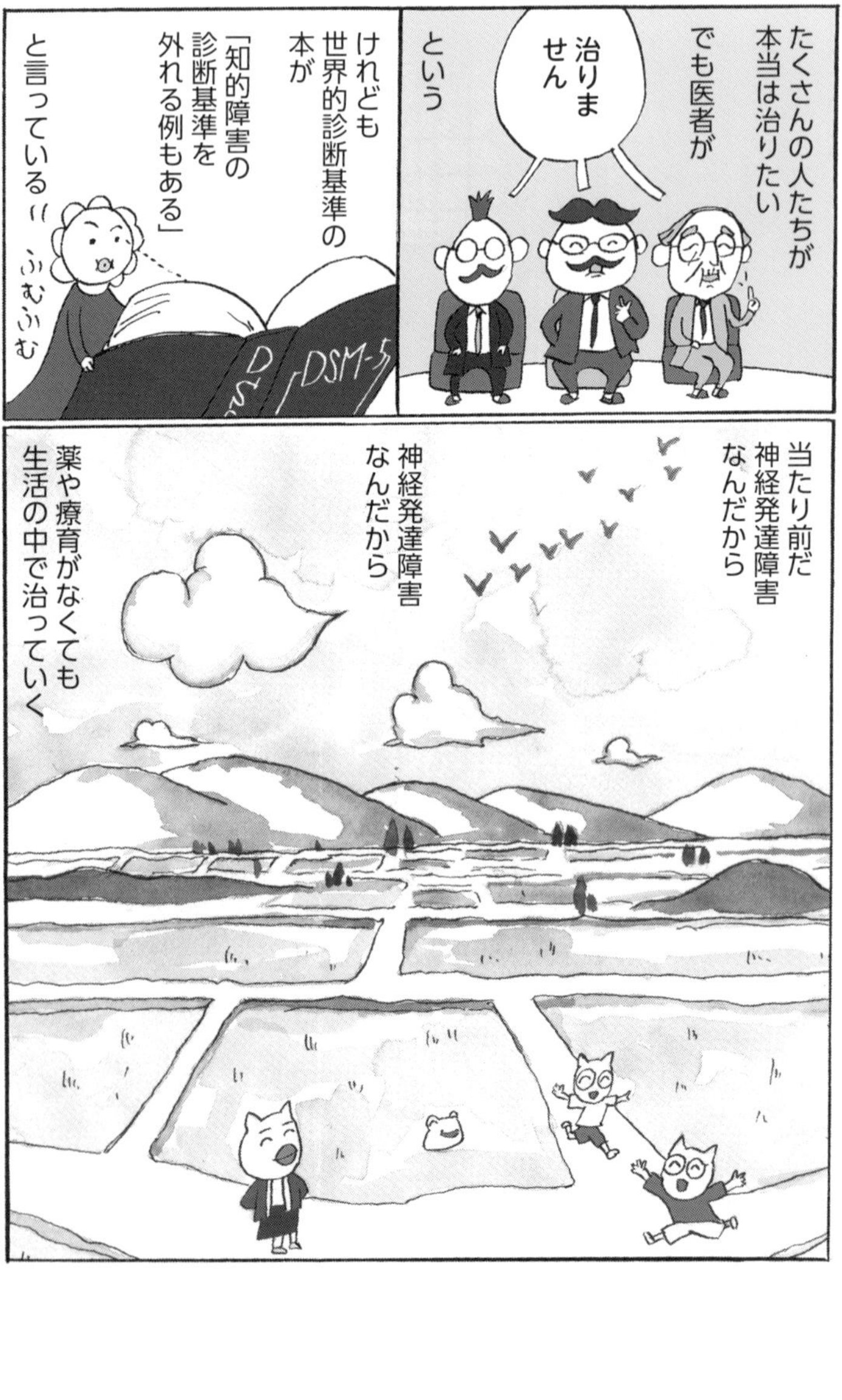
たくさんの人たちが本当は治りたい
でも医者が
治りません
という
けれども世界的診断基準の本が
「知的障害の診断基準を外れる例もある」
と言っている
ふむふむ
DSM-5
当たり前だ神経発達障害なんだから
神経発達障害なんだから
薬や療育がなくても生活の中で治っていく

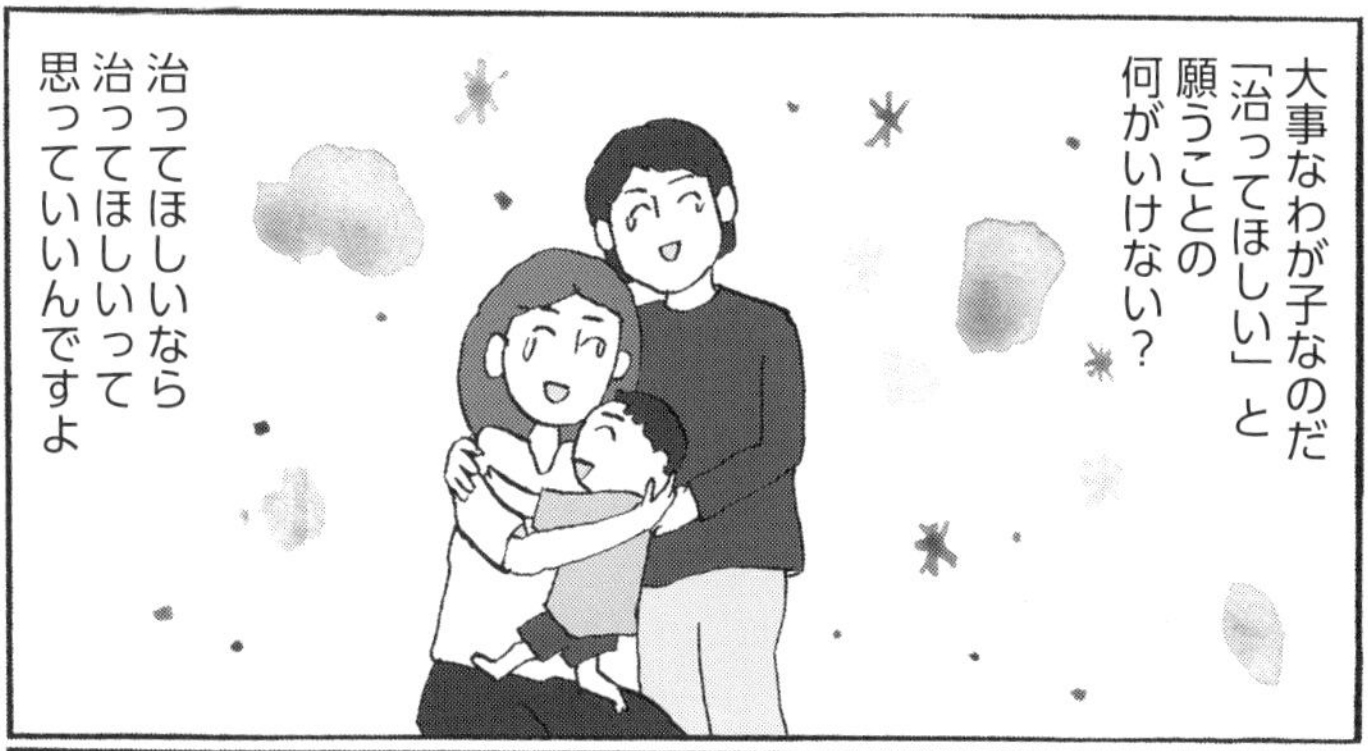
大事なわが子なのだ
「治ってほしい」と
願うことの
何がいけない？
治ってほしいなら
治ってほしいって
思っていいんですよ

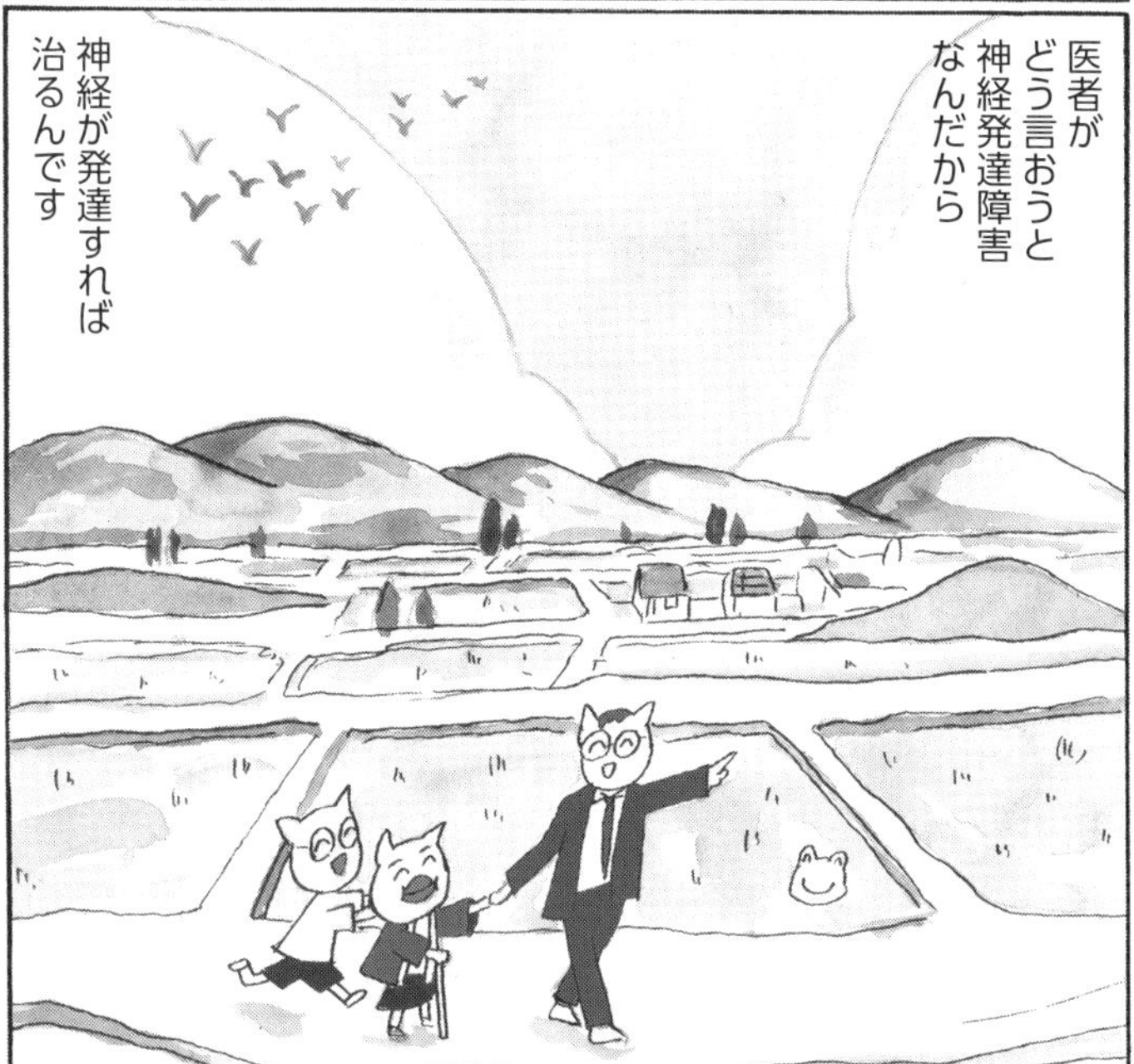
医者が
どう言おうと
神経発達障害
なんだから
神経が発達すれば
治るんです

NEURO　目次

PART 2
医療からの解放

PART 3

「治らない」という思い込みからの解放

PART 1

神経発達障害という新定義
頭蓋骨からの解放

NEURO

消息筋によると

最初に自己紹介しておこう。

そもそも私は何者か？

『ＮＥＵＲＯ――神経発達障害という突破口』などというタイトルで本を書いているから医療関係者か？　と思われるかもしれないが、そうではない。

私は編集者である。

さらに言えば版元経営者である。


二十年程前、アスペルガー症候群の当事者ニキ・リンコさんとの出会いをきっかけに発達障害の世界と巡り会った。そして以降、発達障害の書籍を多く出版するようになった。

立場上、発達障害者支援法の施行、その後の支援の隆盛、診断の混乱、治療法への模索等をいわば砂かぶりで見てきた。

偶然巡り会った発達障害の世界で、発達障害の人たちの生きやすさに貢献しようとあれこれ発言しているうちに、発達障害を巡る情報流通に関するプレイヤーの一人となった。


その時々に問題意識を持ち、精一杯発達障害の人を応援しようと出版活動してきたのだが、それを気にくわない人もいて、さる自閉症者による法的被害を十年にわたり受けることになった。

最初は支援者たちがこのいざこざの解決に手を貸してくれると期待していた。

なぜなら事件の原因は加害者の障害特性から来ると思われる特殊な世界観にあったからだ。支援者たちはそうした問題を解決して社会と障害のある人との間に立つのが役目だと信じていたからである。

けれども支援の世界の人々にその意欲も能力もないことを思い知り、民事提訴・刑事告訴で解決した（参考図書『自閉症者の犯罪を防ぐための提言――刑事告訴した立場から』）。


この事件がきっかけとなり「一生治らないのです」「ありのままを認めましょう」「周囲が理解して受け止めてあげなければ」という支援のあり方に疑問を持ち、二〇一〇年、精神科医の神田橋條治氏に「発達障害は治りますか？」と問いかけて『発達障害は治りますか？』という本を作った。

そしてそれ以降、「発達障害はどうすれば治るのか？」をテーマに本を出してきた。

問題意識に基づき「こうすれば治るのではないか?」と信じられる方法を持った著者との共同作業に金銭的・労力的な投資をしてきた。
つまり、大真面目に発達障害者と一般社会の共存を考え、信念を伝えるためにリスクを取ってきたのである。

そして、本を読んでくださった方たちの中に

・発達障害が治る人

がたくさん出てくるのをみながら十数年を送ってきた。

・治る人たち、治る人たちの親御さんたちが何をやっているか

も目撃してきた。そして

・なぜそれで治ったか?

を専門家、実践家の力を借りながら説明できるようになった。

いわば私は「発達障害が治っていく現場を知る消息筋」である。

さて、ではこの分野で本を出すことを仕事にしている私にとって世界的診断基準であるDSM（アメリカ精神医学会による精神疾患の分類と診断マニュアル）が二〇一三年に第四版改訂版（DSM-Ⅳ-TR）から第五版（DSM-5）に改訂されたことは大事件だっただろうか？

たとえば二〇〇〇年前後、最初にニキ・リンコさんは私に「アスペルガー症候群なんです」と打ち明けてくれたわけだが、DSM-5においては「アスペルガー症候群」という診断名はなくなったのである。

実は私にとって、診断基準の変化はたいした意味がないものであった。

アスペルガー症候群とは「知的・言語面での発達の遅れを伴わない自閉症スペクトラム」であり、その一群の人々を指す日常の言葉になっていた。だから使い続けた。それは私が医者ではなく編集者だからである。編集者だから、人口に膾炙した言葉は使い続けた方が人々に実相が伝わりやすいと判断した。

アスペルガー症候群という診断名が臨床現場で消えたからといって、ニキ・リンコさんが消えるわけでもないし彼女の美点や困難が消えるわけでもない。

そして何より、私は細かな診断名に興味がない。

なぜかというと医療の人々と（そして医療と連携している福祉の人々と）視点が違うからである。

私が目指していたのは様々な状態像を持った人たちの鑑別診断ではなく、あくまで発達凸凹の人たちと一般社会の共存であったのだから。

かつて私は、発達障害のある人たちを応援する者として医療者に敬意を払ってきたし、「一般社会との共存」という目的を医療・福祉の人々と共有していると思っていた。

けれども発達障害をテーマにして二十年も経つと、支援者たちと私の問題意識や目標にズレがあることにいやでも気づかざるを得なかった。

私が「一般社会との共存」を目指して言論活動をしているのに対し、多くの医療・福祉関係者は「特別支援社会の肥大化」を目指しているように思えて仕方なくなったからである。

私には「特別支援社会の肥大化」が、社会にとっても発達障害と共に生きる人々にとってもよい方向に思えない。

そういうわけで私は医療・福祉の人々に心の中で別れを告げ、出版活動をしてきたのである。

★花風社の出版物が目指すもの→一般社会との共存
★（多くの）医療・福祉関係者の目指すもの→特別支援社会の肥大化

「理解する」から「治るのか？」へ

というわけでDSMが十九年ぶりに大幅改訂されDSM-5が出たときいても、私はとくに読もうとは思わなかった。

むしろ、発達障害の世界に新参者として入ってきたときに流通していたDSM-Ⅳ-TRの方が熱心に読んだ気がする。

なぜか？

それは私がこの間に「発達障害を理解する」ことから「発達障害はどうすれば治るのか？」を追求することに関心の比重を移したからである。

神田橋條治先生に、大事なのは細かな診断名ではなく「その人がラクになるための方法の開発」だと教えていただいたことも大きい。

「治るのか？」をテーマに本を出していくうちに、自閉圏の人もADHDの人も、いや定型発達寄りの人で「私（orうちの子）なんかあるかも？」という人々も本を読んでくれ役立ててくれるようになっていた。

だから細かな診断名を追求する必要はなくなっていたのである。

発達障害とは脳の育ちの中でなんらかのバグがあった現象。そのバグをつなぎ合わす仮説をどんどん立て、それを読者が実行し、治っていく。そういうサイクルができあがりつつあった花風社にとって、DSMはさほど大事なものではなかったのである。

けれども医療の人々にとって、DSMの改訂は大事件であった。

なぜか？

ほとんどの医療者が現在発達障害の人に対してできるのは「診断」と「薬物治療」のみであり、国民皆保険のもと、目の前の人の状態像がどこに分類されるか＝処方が保険適用されるかを知ることが仕事をしていく上でとても大事だからである。

医者たちは新しいDSMの登場に沸き、それまで「自閉症スペクトラム」と呼んでいた現象を突然「自閉スペクトラム症」とか呼び始めた。お遊びでやっている（としか見えない）SNS上でもある日を境に「自閉スペクトラム症」と呼び始めたのだから律儀なもんである。

★現在のところ、ほとんどの医療者が発達障害に対してできるのは「診断」と「薬物療法」のみである。
★どういう診断に対しどういう薬物が保険適用できるかは決められている。
★だから、医療者にとって診断基準は経営上も大事である。

神経発達障害というとらえ方こそ発達障害が治る突破口である

そして日本のお医者さんたちは忙しい。

それほど大切なDSMの改訂に際しても一次資料にあたる時間はないらしく、斯界のオピニオンリーダーが新たなDSMについて解説する虎の巻的な本が次々と出版された。

かつて私はある心ある開業医のドクターに、DSMの一次資料（邦訳で五千円弱で手に入る『診断の手引』ではなく二万円ほどする診断マニュアル、あるいは英語の分厚いその原書）を読むことの大事さを説かれたことがあり、当然お医者さんたちは一次資料にあたっていると思っていたのだが、ほとんどのドクターにはそういう時間がないらしい。

消息筋たる私としても、斯界のオピニオンリーダーとなる医師たちの意見は知っておく方がいいので、私はそういった虎の巻を入手した。

そして気づいた。このたびの改訂で発達障害は「神経発達障害」と総称されるようになったことに。

なぜなら表紙には堂々と「Neurodevelopmental Disorders」と書いてあるからである。

それまでの診断に関する取り決めでは、「通常、幼児期、小児期、または青年期に初めて診断される障害」の中に「広汎性発達障害」がありその中に「自閉性障害」があったのだが、今回の改訂では「神経発達障害」というくくりがまずあって、そのなかに知的障害やコミュニケーション障害、そして自閉症や注意欠如・多動性障害があるのである。

★これまで

幼児期、小児期または青年期に初めて診断される障害→広汎性発達障害というくくり→自閉症スペクトラム　その他精神遅滞や学習障害等がここに入る

★DSM-5

神経発達障害→知的障害、コミュニケーション障害、自閉スペクトラム症、注意欠如・多動性障害、運動障害等

知ってた、と私は思った。

なぜか？

二〇〇四年に『自閉っ子、こういう風にできてます！』を出して以来、「どうやら自閉症は身体障害だ」というのが私のとらえたリアルな自閉っ子像だったからである。

そして神経発達障害ならば、それも説明がつく。神経は全身に張り巡らされているからだ。その神経の発達に障害があり、それが本人たちには苦しさとなり、行動上のズレとなって現れる。

これは私たちのみたリアルな発達障害者像と重なる。

★発達障害＝神経発達障害ならば、身体の方々に症状が出ていることの説明がつく。

専門家たちだって、自閉症者が種々の身体症状に苦しんできたことは知っていたはずだ。『自閉っ子、こういう風にできてます！』の出版に、支援者たちは沸きに沸いた。著者のニキ・リンコさんや藤家寛子さんの「実は風が痛い」「いや、私は雨が痛い」という特異な身体感覚の告白に興奮していた。その様子は「萌え」と形容するにふさわしいものだった。

けれどもこの本の出版以前から欧米の自閉症当事者による手記は出ていてその中に身体感覚

の特異さ、身体症状の苦しさも書かれていた。

なのになぜか、少なくとも日本の発達障害支援の人々は身体感覚に注目していなかった。

自閉症者の奇矯な「振る舞い」だけが症状とされ、それはいくら言ってきかせても治らない。だからその行動を治すことはあきらめ、「彼らを理解して受け入れて」と叫ぶのが支援者の主な仕事となっていた。

DSMの日本語版版元である医学書院は書籍の帯に「精神疾患の世界的診断基準」と謳っている。そしてそれは本当なのだろう。

なのに、なぜだろう。普段は何かと欧米の先進国を引き合いに出す発達障害支援・研究の人たち（以降ギョーカイと呼ぶ）の「神経発達障害」という言葉への反応は薄かった。

日本の専門家たちは「神経発達障害という大項目ができた」「神経発達障害とは従来の発達障害である」とさらりと述べるに留まり、そのあとの細かな診断名の変化をあれこれ熱心に語っていた。

けれども、「発達障害＝神経発達障害」だということ、新たに付け加えられた「NEURO」の五文字こそが、私には「発達障害が治るという突破口」に思えたのだ。

★日本の発達障害支援者・研究者たちは神経発達障害という新たな定義にあまり反応しなかった。

★けれども筆者にとっては「NEURO」の五文字こそが発達障害が治るための突破口に思えた。

※編注

DSM-5の訳出に際し、日本精神神経学会は従来の障害（Disorder）の訳語に「症」という言葉を使うことを提案している。ゆえに日本語版にも「神経発達症／神経発達障害」と併記されている。「障害」を「症」にするのは障害が不可逆的なものだというイメージを払拭するためでもあるらしい（https://www.jspn.or.jp/uploads/uploads/files/activity/dsm-5_guideline.pdf）。

けれども、ならば、現場で医師から患児や患児の保護者に「障害は不可逆的なものではない」という啓発がなされているかというと逆である。今でも多くの医師が「生まれつきの脳機能障害で治らない」と古い情報を告げることによって親たちを絶望に突き落としている。

そもそも一般人の感覚からして、障害を症に変えたところで小手先の工夫にしか見えない。障害は日常の言葉で障害物などの語彙があり、身近な人が取り除くことができるものに思える。けれども症となるとまず医療の領域にかかわらなければいけないという先入観を植え付けるから私の持つ語感としてはこの漢字がふさわしいものとは思わない。

筆者は編集者として、我々出版人は言葉遣いに関して時代の後追いでいいと思っている。人口に膾炙した言葉を使うのが一義的な役目だ。そして筆者が今ここで強調したいのは「神経」の二文字が「発達障害」に加わったということである。

ゆえに本書では神経発達障害という語を用いる。

出版人の立場から、専門家の用語を巡ったタコツボ内論争には巻き込まれる気はない。

読者に伝わりやすい言葉を採用していくのが本書の方針である。

まずは本人たちのつらさをどうにかしようという発想

なぜ支援者・研究者たちと私と私の仲間（発達障害を治そうとしている支援者・保護者・本人たちだ。以降花風社クラスタと呼ぶ）の間に「ＮＥＵＲＯ」の五文字に対する温度差があったのか、みていきたい。

私自身には実のところ当初、自閉の人たちが「困った人たちだ」という感覚はあまりなかった。最初に出会った自閉症者の人がたまたま愛すべき人たちだったからかもしれない。行動面の大変さより、「ご本人たちの身体が大変そうだからこれだけでもなんとかなったらいいのに」というのが一緒に仕事をする立場として感じたことであった。

当時は私も発達障害の世界の新参者だったので、えらい先生たちが異口同音に言う「生まれつきの脳障害であり一生治らない」という決まり文句を素直に受け入れていた（ちなみに詳しくは後述するが、ＤＳＭ‐５では生まれつきだとも治らないとも書かれていない）。

うん、わかった。発達障害は生まれつきで治らないんだね、と素直に、そして愚かにも、信じてしまった。

けれども彼ら彼女らが悩んでいる身体的な不具合だけでも治ったらいいなあ、と思った。

もしかしたら身体的な不具合が治ったら、社会性の障害と言われるものやコミュニケーション障害、そして周囲を困らせる行動も治ってしまうのではないかと仮説を立てた。

なぜなら身体がラクになることは本人のご機嫌をよくするはずだからだ。

二〇一九年現在、この仮説は当たっていたことが本を読んで実践した読者の皆様によって証明されている。

知的障害すらなくなった人もいるのである。

知的障害も治っていく人はいる。

なぜか？

知的障害もまた、神経発達障害だからである。

★困った振る舞いではなく、本人たちのつらさをどうにかしようという発想で仕事をしていると「神経発達障害」という定義は腑に落ちるものである。

治るようになった四つの身体の不具合

知的障害については後で語るとして、話を身体感覚に戻そう。

私が当初から「これはつらそうだな、これだけでも治ったらいいのになあ」と思った身体感覚のバグを四つに分けてみた。

1　感覚過敏・鈍麻といった感覚の偏り
2　自分の身体がどこからどこまでかわからないというボディイメージの問題
3　睡眠、体温調節等、本来無意識に自動的にできることが自動的にできないこと
4　季節の移り変わりへの耐性のなさ

ご本人たちの証言から、こうしたズレを抱えているのを知った私は、これを解決できる専門家を探すことにした。

当時は私も「不具合を治すのは専門家だ」と誤解していたわけである。

結論から言えば、この四つの不具合についてはすべて、治るようになった。

そして治るための知見は従来的な意味での医療の分野の外にあることもあった。

というかはっきり言うと医療以外のものの方が役に立ったのである。
多くの人がこうした症状に悩み、病院に行くだろう。
そして肩すかしを食い、失望しただろう。
じゃあこうした症状が治らないのかというと、治るのである。
ただし、病院で治るものではなかった。
生活の中で治るものだったのである。

★最初に治るといいな、と思った四つの不具合は全部生活の中で治るものになった。

感覚過敏は治る

一つ一つ説明していこう。

まずは1の感覚の偏り。これは従来日本の臨床家からは無視されがちな分野であった。けれどもDSM-5でははっきりと自閉症の診断基準に感覚の過敏性と鈍感性(鈍麻)が入った。ようやくここにきて専門家たちも重い腰を上げ始めた観がある。

感覚の偏りには過敏と鈍麻があるが、実際の生活上では過敏性に注目が集まる。聴覚過敏で音に弱いとか、視覚過敏で光に弱いとかの問題である。

こうした過敏性を持っている当事者にとって、私たち一般人と同じ空間にいるのがすでに生理的につらい。

同じ空間をやっとの思いで共有する羽目になることで、すでに被害的な気分が生じていてもおかしくない。

不登校という現象の裏には、相当の割合で感覚の問題が潜んでいるだろう。

また、皆さんも自分が体調が悪い状態で集団の中で過ごしている時のことを考えてみてほしい。五感の過敏性にさいなまれている状態で、意味のある会話のやりとりをし、お行儀良くしているのはつらいだろう。

だから感覚の偏り(過敏・鈍麻)が治れば社会性と言われる領域でも改善が見られるのではないかと私は考えた。

そしてそれは当たっていた。

『自閉っ子の心身をラクにしよう！』（栗本啓司＝著／二〇一四年）という本を出したあと、感覚過敏が治った、そしてそれに連れて情緒が安定した、という話が読者の方たちから入ってくるようになった。

この本の副題は「睡眠・排泄・姿勢・情緒の安定を目指して今日からできること」である。私が一番なんとかしたいと思ったのは睡眠である。眠れない状態で日常生活を送るのはつらいだろうと思ったのである。

それでも感覚過敏も治るのは、人体の仕組みからして、不思議ではないな、と思った。

『自閉っ子の心身をラクにしよう！——睡眠・排泄・姿勢・情緒の安定を目指して今日からできること』で著者の栗本啓司氏が発達障害の世界に持ち込んでくれた一番重要な指摘は、発達障害の人には内臓や関節にも未発達・発達のヌケ・発達の遅れがあるということである。

そういえばそうである。脳だろうと神経だろうと、その発達上の不具合は内臓や関節の発達にも影響を及ぼすであろう。

関節や内臓に未発達・発達のヌケ・発達の遅れがあるから眠れない、姿勢が悪いなどの問題が出てくる。

それを調整する実に簡単なボディーワーク（コンディショニング）がこの本には載っている。

そうしたコンディショニングをやっているうちに、睡眠や姿勢や情緒だけではなく、感覚の問題も解決していった人が相次いだのである。

今では花風社クラスタの間では、感覚過敏は治って当然のものになっている。


けれども世の中にはまだまだ感覚過敏に悩む人が多い。

感覚過敏で悩んでいる多くの人たちに届けきれていないという思いもあった。

そこで『感覚過敏は治りますか？』というズバリとテーマに切り込んだ本を作った。

「治った人はたくさんいます。治せる医者はめったにいません。そこにヒントがありますね」

と帯に書いた。

本当のことだからである。

治った人はたくさんいる。でも病院に行って治してもらったわけではない。

誰が治したのだろうか？


著者の栗本啓司氏は言う。「自分の提唱するコンディショニングを実践して感覚過敏が治った人はたくさんいます。でも治したのは自分じゃありません」

治った人が出てきてみるとわかったことだが、感覚過敏を治すのは医者でもその他の支援者でもなく、親御さんもしくはご本人であった。

なぜか？

感覚過敏もまた、神経発達の障害（未発達、発達のヌケ、発達の遅れ）だからである。

だから、神経が発達すれば「治る」。
そして神経の発達を促される場は病院ではない。生活の場なのである。
だから生活の場にかかわる人たちが、一番の影響力を持っているのだ。
治すのは医療者ではなく、支援者でもなく、親であり本人だったのである。

★神経を発達させるのは医療者や支援者の仕事ではない。
★なぜなら神経の発達は医療の場ではなく生活の場で促されるのだから。
★治すのは本人であり親なのである。

人格の問題とみられる多くの問題が身体（＝神経）由来である

そして2のボディイメージの問題も二〇一九年時点で解決している。

『自閉っ子、こういう風にできてます！』等の中で私たちは自閉症当事者の著者お二人から「コタツの中に入ると脚がなくなる」「布団をかぶると身体がなくなる」という不思議な現象についてきいていた。

笑い話のようだが、実は深刻な問題である。

「自分の身体がどこからどこまでかわからない」のだとしたら街を歩くのはつらいだろう。自然に引きこもりがちになるだろう。


そして3の問題も解決している。

睡眠障害は生活の質を下げる。生活サイクルの乱れにつながり、労働する際にも妨げになる。定時がある企業就労ならなおさらである。

だが運動と言うほどでもない簡単なボディワークで多くの人が睡眠障害を克服している。

実際睡眠が安定すると情緒・学習面でも向上が見られた。


最後に4の季節への耐性のなさ。これも二〇一五年に出した『芋づる式に治そう！――発達凸凹の人が今日からできること』という本で解決した。

誰でも得意な季節とそうではない季節というのはあると思うが、自閉圏の人の場合、その崩れ方が極端だ。夏に異様に弱い人もいれば、冬に弱い人もいる。

そして春はかなり多くの人が崩れる。偶然、日本では新学期である。様々な変化に加え、季節への耐性のなさから学校生活のスタートが順調に切れない人も多い。その問題を解決したくてこの本を出した。やはりここでも原因は内臓機能の未発達・発達のヌケ・発達の遅れであり、それは日常生活の送り方で取り戻せる課題であったのだ。

この1、2、3、4さえどうにかなれば、楽しく生きていけるのではないか？　というのが私の問題意識であった。そしてそれには答えが与えられたのである。

当初の予想通り、身体がラクになるにつれ、障害特性が治る、と言っていいほど発達の余地ができたのだ。

こうして平成の終わりには、多くの読者が「治った！　治った！」と喜んでくれるようになっていた。


私は当初、「自閉症が治ってほしい」とは思っていなかった。

「身体のつらさが治ったら本人たちがラクだろうな」と思って知見を持っている人を探し、それを本にしてきたのである。

多くの支援者・保護者は行動面に注目し、その背景を探らず、とにかく問題行動を消去しようとやっきになっているように見える。

生活をともにしていると現象に振り回されるのかもしれない。

けれども私が最初に「なんとかならないものだろうか」と思ったのは彼ら彼女らが主観的に感じているらしい身体感覚のつらさだったのである。

自閉症がかわいそうだと思ったことはない。けれども自分が丈夫に生まれただけに体調不良が多いのはかわいそうだと思った。

そして実際、身体感覚のつらさが取り除かれると社会生活が送れるようになった人が多かった。

情緒が安定し、人に好かれるようになった（元）自閉っ子も多い。

知的障害も治っていく。発達遅滞と診断されていたお子さんが自ら志望校を決め中学受験に受かる。中には相当な有名校もある。

そして知的障害があると言われていたお子さんが中堅の大学に進学を決めたと報告してくれたりする。

子どもだけではない。大人になって発達障害がわかった人も治っていく。だんだん顔が明るくなり、就労支援を受けていた人が企業就労し稼いだお金で旅行なども楽しむようになる。

そうした例が相次いだのである。

治ることはより自由度の高い人生へと導いてくれるのである。

喜ぶ読者の顔を見て、私はうれしかった。

身体がラクになれば、世の中に適応するのはさほど苦しくない。それが情緒面に良い影響をもたらすのは当たり前である。結果的に「障害が治って」いく。

しかもそこに専門家の介在はさほど必要ないのである。

★身体のつらさが取り除かれると、情緒も安定しその結果より自由度のある生き方が可能になる人が多かった。
★そこに専門家の介在はそれほど必要ではなかった。

神経発達障害＝頭蓋骨からの解放

思うに我が子に発達障害がある、と告げられた親御さんたちが「治ってほしい」と本能的に思いながらもその気持ちを押し殺してしまうのは「脳機能障害」の文字面の強さ、響きの重さのゆえだと思う。

脳とはどこにあるか？　頭蓋骨の中にある。

我が子の頭蓋骨を普通は割る気になれないので、その中で起きている障害はどうしようもないとあきらめてしまう。

そうしたあきらめの気持ちが今までは発達障害の子を持つ親たちの間で蔓延していたのではないだろうか。

けれども時代は「脳機能障害」から「神経発達障害」に移った。

日本の専門家たちは驚くほどこの変遷に注意を向けない。

NEUROの五文字をまるで枕詞のように扱っている。

おそらくそれは彼らの多くが「発達障害の人が表に見せる行動面」にしか興味がないからだ。

そして治すことより鑑別診断が彼らの主な関心事だからだ。


けれども発達障害の子を持ち、あるいは自分に発達障害があり、なんとかこの苦しみから抜け出す方法がないかと模索する人々にとって、「神経発達障害」という定義は突破口である。

そしてもうすでに「なんとかならないものか」と模索を続け、障害が治った、という状態像にたどりついた人々にとって、「神経発達障害」という定義は納得できるものである。

なぜか？

神経発達障害という定義は、NEUROの五文字は、発達障害を頭蓋骨から解放したからである。

★NEUROの五文字は、発達障害を頭蓋骨から解放した。

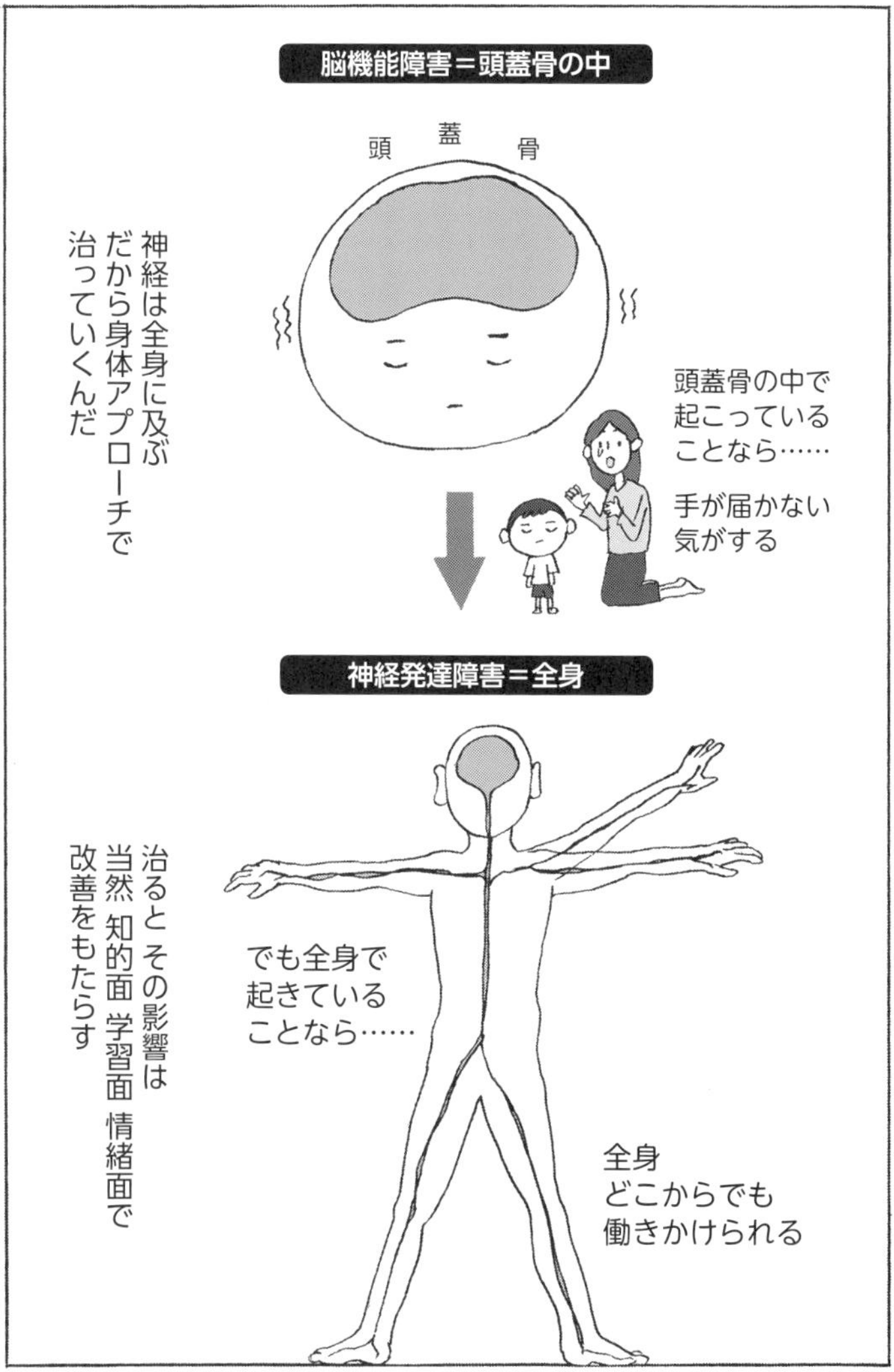
脳機能障害＝頭蓋骨の中
頭蓋骨
神経は全身に及ぶ
だから身体アプローチで
治っていくんだ
頭蓋骨の中で
起こっている
ことなら……
手が届かない
気がする
神経発達障害＝全身
治るとその影響は
当然 知的面 学習面 情緒面で
改善をもたらす
でも全身で
起きている
ことなら……
全身
どこからでも
働きかけられる

頭蓋骨の中で何か不具合が起きているのなら、たしかに手が届かない気がする。

「一生治りません」という専門家のウソも、「脳機能障害」とか言われたら、受け入れてしまうかもしれない。私もそうだったので、気持ちはわかる。

実際にはDSM-5を読んでも、一生治らないとは定義されていないのだが。知的障害でさえ、治る可能性が示唆されているのだが。

けれどもなぜか日本の専門家はそれを患者やその保護者に告げないし、そもそも神経発達障害という定義に変わったことさえ教えていない医師が大半であろう。


でも神経発達障害なら、神経系統に働きかければよい。

そして神経は全身に張り巡らされている。指先等末端にだってあるし、胴体にもある。内臓にもあるし、皮膚にもある。

頭蓋骨の中、脳機能の障害ならあきらめざるをえないかもしれないが、神経発達障害ならば全身どこからでもアプローチが可能な気がしてこないだろうか。

そして実際に、せめて前述の1、2、3、4の身体症状を緩和しようと身体アプローチを始めた人たちが情緒面でも知的な面でも改善を見せている。

「(専門家が一生治らないと言おうと)治ったとしか言えない」という状況を見せている。


神経発達障害というとらえ方は、何重もの意味で、突破口なのである。

発達障害を頭蓋骨から解放する。

それだけではない。

神経発達障害という切り口は、発達障害の人々を「治せない医療」の呪縛から解き放つのである。

もっとはっきり言えば「医療なしで治ることがわかった」ということである。

PART 2ではそのあたりを見ていこう。

★NEUROの五文字は発達障害を頭蓋骨から解放しただけではなく、治せない医療から解放した。

PART 2

医療からの解放

ZEURO

発達障害医療はまだ未開の地である

我が子の育ちにどこか不安があって医者を訪ねる。

一般人は、何か不具合があるとき医者に行けばなんとかしてもらえると思っている。

それは今までの医療がしてきたたゆみない努力を一般人たる私たちが知っていて、藁にもすがりたいときに医療にまずすがるからである。

だからこそそこで

・生まれつきの

・脳機能障害だから

・一生治りません

と言われると信じてしまう。

けれども実はこれには根拠がないことがわかってきた。

なのになぜ医者の言う「一生治りません」を私たちは信じてしまうのか？

一般人は医療に対する基本的な信頼感を持っているからである。


ところが実を言うと、発達障害医療はまだ医療の体をなしていない。

ただ、これまでの医療者が血のにじむような努力で勝ち取ってきた信頼にフリーライドしているだけの段階だ。

診断だけして治る方法を示さなくても威張っていられる。

多くの医者がまだこの段階にいる（以降この段階にいる医師たちを「凡医」と呼ぶ）。

治し方も予後についてもよく知らなくても専門家ヅラしていられる、というのが現在のところ発達障害医療の実状なのである。


診断だけして、その後の手立てを教えない。

こうした発達障害〝専門医〟たちを「人情なき医師団」と呼ぶお母さんたちもいる。

うまいな～と思う。

人情なき医師団に絶望させられたお母さんたちは、試行錯誤の末、実は医療に頼らずとも発達障害が治ることを知る。当然うれしい。治ったとしか言いようがない、と言う。医師に治ることを強く否定されたからこそ、治ったという言葉で喜びを表したいのが親心である。

ところが治せもしない医療側は「治すと言うな」と権利もないのに言論統制しようとしたりする。

専門性を振りかざしておきながら絶望だけ与えて治しもせず、おまけに一般人が普通に使っている「治った」という日本語を統制しようとする。「寛解」がせいぜいだと言うのである。

盗人たけだけしいと言うほかはない。

医療ができることがせいぜい「寛解」なだけである（精神科医療においてはそれもめったにない）。でもお父さんお母さんたちには、子どもを治す力があるのだ

私は「人情なき医師団」により絶望する人を減らしたい。

だから、ここでは医者たちが

・生まれつきの
・脳機能障害だから
・一生治りません

と言っても鵜呑みにして絶望しなくてよい理由をあげておく。

★私たちが医療を信じるのは、これまでの医療者が人を癒やすのための努力を積み重ねてきたから。
★発達障害に関する医療はまだその段階ではないと知っておこう。
★彼らが治らないと言っても治っている人はいる。

医者が言う「生まれつきの脳機能障害で一生治りません」には実は根拠がない

ひとつひとつ説明していこう。

まず、「脳機能障害」という定義は「精神疾患の世界的診断基準」においては過去のものとなった。

「神経発達障害」が新しい定義である。発達障害は頭蓋骨から解放された。

そしてそれがまだ医師たちに伝わっているとは言いがたい。

凡医は新しい情報を知らない。

まずその事実を知っておこう。

そして「脳機能障害です」と説明されたら「先生、二〇一三年のDSMの改訂により〝神経発達障害〟という大項目に自閉もADHDも知的障害も学習障害も運動障害もくくられたことをご存じですか?」と意気揚々ときいてみよう。

おまけにDSMでは生まれつきとは明記されていない(これはPART 3で取り上げる)。そして「一生治りません」もどうやら違うとわかりつつある。だって現実に治っているのだから(これもPART 3で取り上げる)。

私たちの「治るなあ」という実感にようやく二〇一三年、DSMが追いついた観がある。

ところが発達障害に関して手も足も出ない日本の発達障害医療は自分たちの「世界的診断基準」を無視し、相も変わらず生まれつきの脳機能障害で一生治らないと言い続ける。

いったいどうしてこのように医療者の情報はアップデートされないのだろうか?

★なぜ日本の発達障害関連医療者の情報はアップデートされないのか?
★勉強不足なのか? それとも一般人に何かを隠しているのか?

凡医ではないお医者さんたちはどこをみているか?

もちろん、中には凡医ではないお医者さん、治せるお医者さんもいる。花風社で『発達障害は治りますか?』という本を出していただいた神田橋條治先生はそのレアなお一人だ。

私が神田橋條治医師について初めてきいたときに紹介者に教えていただいたのは、「神田橋先生は治すんです」ということであった。

当時ギョーカイのオピニオンリーダーたちでさえ治せないことを思い知っていた私は、「治す医師がいる」ということが到底信じられなかった。

一次障害が治せないというのならまだわかる。でもギョーカイの有名医たちは二次障害すら治せないのである。

発達障害の人が引きこもりになればそのまま引きこもりっぱなし、家庭内暴力はやまず、不登校はそのまま、とにかく事態は一ミリも変わらず、「ありのままを認めよ」と周囲に我慢させるのが発達障害専門医たちのできる精一杯だったのである。

ところが神田橋先生は治す先生だという。

いったい何を治すのだろう？

「治すってどういうことですか？」と神田橋先生を紹介してくださった方にきくと「二十年引きこもっていた患者さんが一回の診察でハローワークに行く」とか教えてくれた。信じられなかった。

ところが信じざるをなくなった。

花風社で神田橋先生に本を出していただいた結果（『発達障害は治りますか？』二〇一〇年）、読者の人たちが大勢先生の外来を訪れるようになった。本当だった。みんな一度で大きなヒントを得て帰ってきた。中には、はるばる北海道から鹿児島の先生のもとへ一度行って在宅生活を卒業して就職し、結婚し、人の親になった人もいた。旅費は高かっただろうが、これなら十分報われる。

そういうことを十年目撃してきたから、中には凡医ではないお医者さんもいるということを私は否定しない。

けれどもそういうお医者さんは、ものすごくレアである。めったにいない。

どこの学校にもイケメンの人気者はいるだろうが、その子が芸能界に入るレベルであることはまれだろう。野球のうまい子はいるだろうが、その子が甲子園に出たりましてやプロに入ったりする人はまれだろう。

発達障害の世界で治せるお医者さんに巡り会うのはそれ以上にレアなのである。

そしてそのめったにいない治せるお医者さんたちが何をみているかというと、身体をみている。

精神科医でも、身体の状態をよくみる先生たちは色々ヒントをくださる。

それと神田橋先生の場合、その人のヒストリーを出生前までみている（参考図書『治療のための精神分析ノート』創元社）。

つまり、症状の原因を頭蓋骨の中にとどめず、時間も場所も自由自在にみて原因を探れるお医者さんが治すお医者さんなのかもしれない。

けれどもそういうお医者さんに巡り会うのは難しい。たいていは凡医と出会う。このことは仕方ない。出会う医者がたいてい凡医。凡医に注意。これは山で羆に出会うより確率が高い。そしてどちらも出会ってしまったら一巻の終わり。要注意である。

だからこそ――出会う医者のたいていは凡医なのだから――、過度な期待から医療を解放してあげてはどうだろう？

つまり、医療者に予後をきいても当てにならないことを知っておくこと。

そして予後をよくする方法を教えてくれることを期待しないことが大切なのではないだろうか。

どっちみち、たいていの場合彼らは知らないのである。何しろまだ生まれつきとか脳機能障害とか言っているのだ。それほど情報がアップデートされていない人々に予後とか治し方とか教えろと詰め寄ってもかわいそうではないか。

藁にすがる思いで病院に出かけても、つかめるのは本当にぼろぼろの藁だったりするのだ。つかんでもぷちんと切れるだけである。

★発達障害に悩んで医療を頼っても当てにならないことは普通のことであると知っておこう。
★たいていの医者は治し方を知らないし、予後についても知らないと心得ておこう。

医療は何をしているか？

それでは医療は発達障害に関して何をしているのだろう？

発達障害を疑って病院に予約を取ろうとしても数ヶ月待ち、時には数年待ちがざらであるのに、一体治さない医療にどんな需要があるのだろう？

今のところ発達障害の医療は、行政の手先をしている。

発達障害者支援法以降、支援産業が花盛りとなった。受給者証ビジネスといって、利用者側の自己負担は軽く残りは公費で賄われる「療育機関」に子どもを送りたい人が多くなり、そうした産業が花盛りとなった。

業者からみると、利用者のお財布からではなく税金から売り上げられるおいしいビジネスである。それに加え、従来型の公的な療育もあれば就学に関しても大人になったときの障害者年金に関しても診断の書類がいる。

こうした血税の分配に際し、国家資格保持者がお墨付き権限を持っているのはフェアなシステムに思われるので私としても理解できる。その仕事を医療はやっている。

それと医療しかできないことがもう一つある。薬の処方である。

薬で発達障害は治らないが、それ以外の症状をとりあえず抑え込みたいときに薬を用いるのは一般的なことである。

行政の手先と薬の処方、これを医療はやっている。

とくに子どもの薬代は負担がゼロの自治体も多いので、患者側の抵抗がなく高い薬も出せるということで、医療にとって子どもはおいしい売り上げリソースらしい。

逆に言うとそれでかなり忙しくて治す方法を探ることや世界の最先端での情報アップデートには時間が割けないのかもしれない。

その医療者を

・予後がどうなるか
・予後をよくするためにはどうすれば良いか

問い詰めても、どこかの本で読んだこととか、自分よりえらい先生が学会や講演でしゃべったことの口まねしか返ってこない。

オピニオンリーダーたちが「NEURO」の五文字の大切さに気づいていなければ、凡医の群れが気づくわけがないのである。

だから「治りますか?」などと彼らを問い詰めたりしない方がいい。

どうしてもきいてみたければきいてみてもいいが、その大半はインチキ占いのようで、外れている場合もたくさんあるということは知っておけばいい。

私の周囲には、医者が予測したよりもずっと予後が良い人の方が多い。

それは、きちんと親が子どもに合った対応をしたおかげなのだが、だったら医者の意見より治った家庭を参考にすれば良い。

★凡医に「治りますか？」ときいても答えを知るわけがないので、問い詰めると凡医がかわいそう。

知的障害は治りますか？ 凡医間の情報流通システム

なぜ凡医たちの間に古い情報が残り続けるのか、その仕組みをDSM-5の日本語へのローカライズの状況から知ることができるので一例を挙げておこう。

花風社の周りでは、知的障害が治る、すなわち知的障害と診断されたお子さんがその領域を越えて発達していくのはよくあることだ。

もちろん、子どものときに知的障害で生涯知的障害に留まる人もいる。発達してもまだ知的障害域の人もいる。でも状態によっては知的障害だった人が知的障害でなくなるのも珍しくない。

私がもし「知的障害は治りますか？」ときかれたら「消息筋」としてこう答えるであろう。

私は
・知的障害が治った人を知っています。
・その人たちが何をしたかを知っています。
・なぜその人たちが治ったのか著者の人たちの知見を借りながら理由を説明することができます。

それは本当のことだし、少しでも可能性があることに希望を見いだす人たちもいるから、私は知っていることは話す。


一方で凡医たちは、権威のある自分たちが（私は凡医たちに権威を感じないが感じる人たちもいるのである）たいして深く考えずに「一生治りません」と言い放つことの残酷さにあまりに鈍感なのではないかと思う。

「一生治りません」は自殺未遂や心中事件さえ引き起こすことがある。

それを知りながらしたり顔で「治りません」と言うのだろうか？


せめて「世界的診断基準」のＤＳＭ－５が知的障害の予後についてどう言っているかくらい

勉強したらどうだろう？

勉強する気があったとしても、凡医はいきなり原書にはあたらないだろう。斯界のえらい先生が監修した解説書（つまりアンチョコ）にあたるであろう。

そうするとそこにはえらい先生に知的障害の項を割り当てられた若い先生が予後についてこんな風にまとめている。

●**予後**
知的障害と診断された児のほとんどで、知的障害をそのものを改善させることは困難である。しかし適切な環境下においては適応機能などが向上する可能性が十分にある。また早期に発見され適切な療育が施された場合には児の長期的予後は改善するとされている。

（『DSM－5対応　神経発達障害のすべて』連合大学院小児発達学研究科＋森 則夫＋杉山登志郎＝編／日本評論社／42頁）


これは知的障害に関する私の実感と違う。相当違う。

本当に原書にこういうことが書いてあるのだろうか？

このアンチョコと私の実感のどこが違うかというと、

1　私は知的障害が治る人をたくさん見ている。
2　治った人は療育によって治ったのではないことも目撃している。

ということで本当にこういうことが書いてあるのか確かめようと、原書（詳細は132頁を参照のこと）をアメリカから取り寄せた。

税関も通るし、多少時間はかかるが、ネットで注文して大型本が六千円くらいで買えるのである。全体で千ページほどあるが神経発達障害に関しては六十ページ弱。知的障害の予後（Development and Course）については私の持っている版で三十三行。読んでみる。

まず最初の半分には

・兆候が現れる年齢
・ある種の知的障害に外見的な特徴があること（ダウン症等）
・行動面の特徴があるものもあること
・後天性のものもあること

・だいたいの知的障害は進行性ではないが中には進行性のものもあること

などが書かれている。

そして肝心の「知的障害者の予後」についてはこう書いてある。

・幼い時期を過ぎると、知的障害は生涯のものとなる傾向があるが、その重症度は時が経つにつれ変わることもありうる。
・視覚や聴覚の障害、あるいはてんかんなどの併存症状にも影響を受ける。
・早期に継続的に介入すると子ども時代も大人時代も適応能力は上がる。
・中には改善が著しくもはや知的障害の診断を満たさなくなるケースもある。
・それゆえ小さな子を診断する前には、診断を遅らせてその前に適切な介入をするのが普通である。
・もう少し年上の子、あるいは大人の場合には、支援のおかげで日常生活に全面参加し適応能力が上がることもありうる。
・この適応能力が安定して全般的なものならば、すなわち新たな能力の獲得によるものならば、もはや知的障害の診断基準は満たさない。
・この適応能力が支援と継続的な介入のおかげならまだ知的障害と診断できる。

（筆者による読み解き）

日本人医師によるまとめとかなり食い違っている。というか、逆のことを言っているに近い。私は版元になる前、翻訳家として仕事をしてきた人間だが、もし私の読解力が信じられないのなら、読者の皆様も原書を取り寄せてみられたらいいと思う。

ある読者の方は英語は特に得意ではないが、この箇所を自動翻訳に打ち込んでみたそうだ。診断基準がなくなるほど発達することがあるということは、自動翻訳でもわかったそうである。それが日本語で流通しているアンチョコには載っていない。日本の専門医より自動翻訳アプリの方が本当のことを教えてくれるとその読者の方は言っていた。

だから英語に自信がなくても、本当のことを知りたいならば、原書を取り寄せてみてもいいと思う。

そもそもどうやらこの要約にあたった日本の先生は intervention を「療育」と訳しているらしい。

intervention を「療育」と限定して訳すのは、支援産業側のご都合主義に思える。

なぜなら intervention はあくまで intervention（介入）であり療育とは限っていないからだ。

私は家庭でのintervention（働きかけ）で知的障害が治ったケースをいくつも知っている。けれどもどこか療育機関で治ったケースを知らない。療育機関は一次障害には無力だという前提のもとに小手先の対応策を教えるところだと思っている。

一次障害を治すのは療育機関にいる専門家ではなく、親だというのが「消息筋」としての実感だ。

私たちが見てきた「知的障害が治った例」の人たちは親子での遊びやかかわり、栄養状態への気配り、特殊な身体感覚への対応と改善に心を尽くした人たちだ。

医療とは関係なく、時には医療者にムダだ、あきらめろと言われながらも普通とは違う子育てを試行錯誤していねいにやってきた人たちである。

だからDSM-5のinterventionに、あたかも専門家、専門機関に通って教えを請わないといけないような「療育」という訳語を当てはめるのには相当の作為を感じる。

ところがおそろしいことに、だいたいの医者たちはえらい先生が監修した日本語の解説書しか読んでいない――かもしれない。

そうすると、故意か無作為か知らないが「精神疾患の世界的診断基準」が告げている予後とはほど遠い暗い展望をなんのためらいもなく患児の親に告げることになるであろう。

★情報の流通が偏っていて、最新の情報を医師が知らないことは多い。
医師はたんに新しい情報を知らないがゆえに、古い情報に基づき親が絶望するような展望を述べていることもある。
そんな言葉で絶望する必要はない。

早期診断は支援産業の青田刈り

そして原文では「幼い子の場合には診断の前に適切なinterventionを」と書かれているにもかかわらず、日本の先生は「早期発見・早期療育に効果が」と逆のことをアンチョコに書いている。これは誤訳というより誘導である。日本の現体制への誘導である。

日本の現体制とはどういうものか？

年端もいかない子の障害をまず発見し、医師による診断をつけて障害のレッテルを貼り親を絶望させ、親に予後をあきらめさせつつ、矛盾もはなはだしいがinterventionならぬ療育に送り込む。そうやって支援産業の拡大を（意図的にかどうかはともかく）図る。

ＤＳＭの解釈のフリをしながら、このまとめはその現体制を支えていて、原文の意味するところとはほど遠い。


たぶん、日本人医師としてはこういう風に書かないと都合が悪いのだろう。

誰の都合か？

知的障害と診断された子や、その親の都合ではないのはたしかだ。


日本ではなぜか、まず診断を、と言われる。

それが医療が足りない！　というギョーカイ拡張運動につながり、医師を育てることに予算が割かれる。

そして診断だけがなされ、一生治らないと告げられ、親の本心、すなわち「治ってほしい」という願い――を実現するための手当は用意されていない。

ほとんどの療育は「行政も専門家を使って何かやっている」というアリバイと堕しており、そのアリバイ支援を受け入れさせるため、まず親に治ってほしいという希望を捨てさせるところから障害児としての一生を無理矢理始めさせるのである。


子どものためなら何でもやりたいという必死な親を支援者はしばしば「頑張りすぎのお母さん」と皮肉をこめて言う。そして頑張らなくていい、そのうちあきらめがつく、としたり顔であきらめることこそ親の務めであるかのように説教する。親は、障害受容という名の下にあきらめを強制されるのに、なぜか療育へは行けとせっつかれる。完全にギョーカイのご都合主義である。

絶望した親の中には、一生治らないのになぜ療育に行けと言われるのかわからないという人も多い。まっとうな疑問だと思う。

治りもしない療育に誘導されるのはギョーカイの支援者雇用対策の面が大きいと私は思っている。

それを利用するもしないも親が主体的に決めればいいことなのだ、本来は。

ところが医療者は圧倒的な情報の非対称性の中で、親を治せもしない療育に誘導している。こういう実状の中で「DSM‐5対応」と銘打ちながら原文にはない「早期療育」を打ち出す日本の専門家には悪意があるのだろうか？

悪意でないとしたらなんだろう？　作為？　それとも無能？

日本では早期診断を制度化してしまったから、こう書いておかないと白い巨塔で生き残っていけないのだろうか？

早期診断は役立つ場合もあるのだろうが、相当数の子どもをあまりに早期に障害者として認定し、結局は支援産業隆盛のための青田刈りになっている観がある。

まず診断を、と言われるから医療が肥大化する。肥大化した医療者は忙しく、情報をアップデートする時間もないようで、未だに脳機能障害とか生まれつきとか古い情報で仕事を回しているのである。


今の特別支援教育は機能していない。

詳しくは拙著『発達障害、治るが勝ち！――自分の生き方を自分で決めたい人たちへ』(二〇一七年)に書いたが、いったん障害者と認定され支援産業に身を委ねていると特別支援教育から飼い殺し成人支援へ送られ、生涯低賃金で福祉産業が栄えるためのめんどりとして消化試合のような人生を生きることになりかねない。

「こう生きたい」という本当の希望に挑戦のチャンスさえ与えられず、入所施設や通所施設というケージに入れられて、福祉事業のために卵を産むだけの存在。その売り上げの源泉は、国民が汗水垂らして納めた税金であり社会保障費だ。

自分たちが栄えるために、ギョーカイは精力的に障害者を増やし、社会保障費の上にあぐらをかく。そのためには早めに障害者を増やした方が彼らの利益になる。

早期に診断し、青田刈りの後治さず薬漬けにし、一生を福祉と医療の顧客にする、というシステムで人一人の人生と引き換えにギョーカイは栄える。

我が子をこういうめんどりコースに送り込みたくないのなら、偶然出会った医療者、支援者が信頼に足るかどうか親が医者をテストしてみればいいのである。

「先生、神経発達障害って知ってますか?」とか「生まれつきっていつ始まるのですか?」とか質問してみればいいと思う。

凡医たちがどう答えるのか知りたいものである。


そしてそもそも「世界的診断基準」では「知的障害と診断する前に介入をするのが普通」とされていることを覚えておこう。こういう知識をもって、医者と対峙しよう。

ちょっと遅れがあるな?と思ったら、病院に予約を入れるのはいいとして、なかなか順番が回ってこなくても絶望することはない。その間にもできることはたくさんあるのである。

医師しかできないことは、薬物を出すことだけ。

そして幼い子には、薬物を出す前にやることをやってから診断をつけることが普通、とDSMは言っている。

つまり、薬をのませる前にやることがあるというのが「世界的」なのだ。

日本のえらい先生たちはなぜこのような重要な情報を紹介しないのだろうか?

★医療者、支援者が親の必要とする知識を持っているかどうか見極めよう。
早期診断は必ずしも必要ではなく、家でできることも多いと知っておこう。

どういう介入がよいのか？ ヒントはNEUROの五文字

そして家で子どものために何ができるかを探すとき、どのような介入が効果的か判断するのに役立つのが「NEURO」の五文字なのである。

知的障害を含む発達障害は、神経発達障害なのだ。

だから、大脳皮質より前に発生した神経の育ちをやり直すための介入が効果的だと言うことだ。ならば行動変容やソーシャルスキルトレーニングといった大脳皮質にのみ働きかけるトレーニングの前にやることがある。

神経を発達させる営みである。

★どういうことをすれば効果的か判断するとき、ヒントになるのは「NEURO」の五文字である。

親子で遊んでいるうちに治る人たち

診断が遅れてもなんていうことはない。

療育機関につながれなくたってかまわない。

療育は治さない。そして副作用もある。療育の最大の副作用は、親子を普通の親子でなくするところだ。

そして療育に過度に身を委ねることによって、当たり前の親子の関係性を分断する結果につながるかもしれない。

それより親子で楽しく遊んでいた方が治るのである。

DSM-5の原文にあるとおり、知的障害と視覚の障害を併存する人もいるようだ。

そして目の障害も知的障害も治ってしまった例は私のごく近くにも二例ある。

そのおひとり「こよりさん」の体験談は『支援者なくとも、自閉っ子は育つ――親子でラクになる34のヒント』（二〇一五年）という本にして出版した。

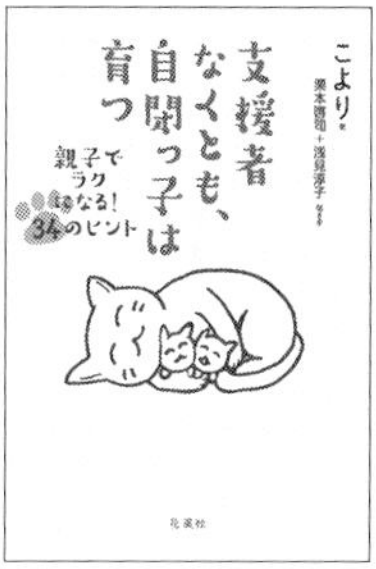

支援者なくとも、自閉っ子は育つ

こよりさんのおうちは山奥にあり、近くに療育機関はない。医療からも恩恵は受けていない。何しろお子さんを診断した医者は「この子は一生字が書けないだろう」と告げただけらしい。

こよりさんはそれを信じなかった。医師の思い込みに過ぎないとわかっていた。なぜならお子さんは好きなジュースなどのロゴがわかって違うものを出すと納得しない。ロゴがわかる以上字もわかるようになるだろうと考えた。そして医師の診断を「インチキ占い」だと思ったという。

医師はほんの短い時間しか子どもをみていない。そして診断を下す。おなかの中にいるときから一緒にいる親の方が正しいに決まっているのである。

介護を抱えていたこともあり、療育施設には通わなかったこよりさんだが、お子さんの神経が育つような遊びは積極的に生活に取り入れた。

笹舟を川に流してそれを親子で目で追ったり（視覚を育てる遊び）、田んぼのあぜ道のなかにぽつんとある自動販売機にジュースを買いに行ったり（歩く力と視覚を育てる遊び）、そういう営みの中で目の障害と知的障害は治っていった。

そういう日々の営みはたしかにinterventionではあるが療育ではない。親が子どもの特性をよく観察し踏まえた上での日常生活であり親子遊びである。

療育ではなく普通の生活をていねいに送ることで治っていったのだ。

療育や医療に親子生活を分断されなかったからこそ治った、とすら言える。

お子さんはもちろん立派に字が書けるようになり、倍率の高い高等養護学校受験を自ら決心し、見事合格。入学後も修行して現在一般企業に勤務。今では働く大人としてお母さんにお小遣いを渡し、自分でも自分で稼いだお金で友人とのお出かけなどを楽しんでいる。

医者のインチキ占いなど信じなくてよかった、とこよりさんは常々言っている。

また別のおうちのお嬢さんにも知的、視覚の二つの障害が治った方がいる。

小さい頃は発達遅滞と弱視の診断を受け、分厚いめがねをかけていた。けれども親子で一緒に身体を動かして遊ぶこと、一緒に料理して一緒においしく食べることなど、神経が育つような生活を送っているうちに、小学校卒業時にはすっかり発達し、ご本人が自ら決めた私立中学を受験し合格した。今も楽しい学校生活を送っているという。

アレルギーも治ったらしい。これもまた神経の発達に関係あるだろう。

そして発達遅滞、弱視、アレルギーが治ったことは大いに生活の質を上げたことだろう。

私はこの二つのご家庭の例を見て「やはり発達障害は神経発達障害なのだな」と思った。神経発達障害だからこそ、神経が育てば目もよくなるし知的にも伸びるのである。

両方治ったのはなんら不思議なことではない。

私ですら二例も「目の障害と知的障害」が両方治ったケースを知っているのに、ＤＳＭ－５を日本に紹介するえらい先生たちはご存じないのだろうか。

それとも白い巨塔では、希望のある予後には触れてはいけない不文律でもあるのだろうか。

だとしたら、なんのため？

ともかくこうやって、なんらかの意図か無作為か決して希望ある展望を日本に紹介しようとしない医者たちがアンチョコみたいな解説書を作り、凡医たちはそれしか読まない。

こうやって凡医の間を嘘八百がかけめぐる。

それが日本の「治せない発達障害医療」の実態なのだ。

そしてそれだけ不勉強なくせに重々しく患児の親に告げるのだ。「一生治りません」「受容しなさい」と。


そんなばからしい医療を当てにするのは、もうやめた方がいい。

医療からすっぱり切れろと言っているのではない。薬物が必要なときもあるだろうし、診断書が必要なときもあるだろう。

けれども彼らの言う「生まれつきの」「脳機能障害で」「一生治らない」は彼らの世界の「世界的診断基準」によりすでに過去のものになっているという知識は持っておいた方がいい。

NEUROの五文字が付け加わったことを知っているか、それがどんな変化を意味するか、意気揚々と質問してみて、彼らが医療者としてきちんと時代に追いついているか試してみればよいのである。


そして医者に「一生治らない」と言われても信じなくていい。

彼らが治し方を知らないだけで、治っている人はたくさんいるのだから。

★発達障害は治る時代になった。
けれども治すのは医療ではないこともはっきりしてきた。

PART 3

「治らない」という思い込みからの解放

NEURO

「生まれつきの」ってどこから？

PART 2で触れたとおり、日本の発達障害の世界で、「専門家」たちの「治そう」という意欲は低い。

もちろんこれはすべての専門家に当てはまるわけではない。

本当に患者を治そうとする心ある医師は数人知っている。

そして二十年間この発達障害の分野で仕事をしている私が数人しか知らない、というのが問題なのである。

偶然住んでいる地域で診断を受ける皆さんが心ある医師に巡り会う可能性はかなり薄いと見ていい。

出会った専門家たちは言うだろう。「生まれつきの脳機能障害だから一生治らない」と。

これまで本書では、「脳機能障害」だという見解は過去のものになったという話をしてきたが、「生まれつきの」も怪しいということをご存じだろうか。

そもそも生まれつきとはどこから始まるのか？

皆さんは真剣に考えたことがあるだろうか？

専門家だって「生まれつきがどこから始まるか」真剣に考えているとは思えない。なんだったらしたり顔で「生まれつきだから治らない」と告げる医者に意気揚々ときいてみればいいのである。「先生、生まれつきとはどこから始まるのですか？」と。

★「生まれつきだから治らない」と専門家に言われたら「生まれつきってどこから？」ときいてみればよい。

実を言うと医師にしろその他の支援者にしろ、本当に生まれつきかどうかなんてよく考えず、「ただそれが定説だから」「こう言っておけばギョーカイ内で誰にも叩かれないから」「とりあえず皆と同じ事を言っておけば無難だから」程度の理由で「生まれつきの～」と言っているに過ぎないのである。

そして「できれば治ってほしい」という親に向かって（保身のための）決まり文句を繰り返しているだけなのである。それがどれほど親に絶望を植え付けるかにも無自覚なまま。

私はこの手の「とりあえずギョーカイ内の保身のため無自覚に決まり文句を繰り返す支援者」を「木っ端支援者」と呼んでいる（もちろん心の中で）。そして、揺さぶることにしている。その様子を拙著『発達障害、治るが勝ち！――自分の生き方を自分で決めたい人たちへ』にはこう書いた。

浅見「生まれつきだから一生治らない、とは私は思っていないんですよ実は」

木っ端「そうなのですか？ でも生まれつきの脳障害でしょ？」

浅見「脳障害、っていうのがもう変わってきているんだけどね〜。でもね、じゃあ『生まれつき』っていつから？ いつ始まると思います？ いつからが生まれつきだと思います？」

木っ端「……ええと…… お母さんの中からおぎゃあと出てきたとき？」

浅見「じゃあ、お母さんのおなかの中ではどうだったの？『生まれつき』は始まってなかったの？」

木っ端「う〜ん」

浅見「お母さんのおなかの中では胎児だったでしょ。その前は受精卵だったでしょ。

その前は精子と卵子だったでしょ？ じゃあ生まれつきってどこから始まったの？
精子のときから発達障害の精子だったの？」
木っ端「う〜ん」

発達障害がどういう状態像を示しどういう展望があるのか、自分で確かめずえらい人の説く古い情報をありがたがってそこに一ミリも自分の観察結果や試行錯誤を加えることなく仕事をしている支援者は実に多い。

彼らが「生まれつきだから治らない」というのは、とりあえずそう答えておくと誰にも（とくにえらい先生たちに）叩かれないから、だけの理由で、治るかどうか自分で確かめた結果ではない。

そして、「じゃあ生まれつきってどこから？」ときくと答えられないのである。なぜ答えられないか。自分の頭で考えたことがないからだ。

そういう木っ端支援者の言う「生まれつきだから治らない」はただの暗記学習なので、真に受けなくていいのである。そもそも権威を大事にする専門家たちが「世界的診断基準」と了解しているDSMは生まれつきだなどと言っていないのだ。

DSMの「神経発達障害」の項の第一行目。

翻訳アプリにかけた人がいる。

こう出たらしい。

〝神経発達障害は、発達期に発症した一群の状態です。〟

編集者としては赤ペンを持つ手がうずくところであるが、内容は間違っていない。

〝神経発達障害は、発達期（developmenal period）に端を発する一群の症状を指す。〟

これが神経発達障害の冒頭の定義なのである。
発達期に端を発する、と明確に述べている。
発達期はどう解釈しても「生まれつき」に限定されていない。

発達期はいつまで続くか？

じゃあ発達期はいつまで続くのだろう？
まずは発達期が何歳くらいまで延びるかを見てみよう。

『自閉っ子、こういう風にできてます！』出版時二十四、五歳だった藤家寛子さんは現在アラフォー。感覚過敏はなくなり、虚弱体質は見事に克服し、音も光もあふれた店舗にて有資格者として販売の仕事についている。

ということは二十代半ばから四十代手前は間違いなく彼女にとって発達期であった。

また私に年齢の近いニキ・リンコさんは最近「老化により障害特性がラクになっている」と感じているらしい。老化もまた発達である、とは私自身常々感じていることだ。それに神田橋先生もヒトは年を取っても発達していくとおっしゃっていた。

つまり、ずっと発達期なのである。

そしてDSM - 5が言っていることは「発達期のどこかで始まる」に過ぎない。

これを生まれつきと解釈することはできないだろう。

★発達期に端を発するのなら、それは生まれつきとは言いきれない。

中枢神経はどのように育つか？

発達障害は脳機能障害だと言い続ける医者たちも、中枢神経の障害なのだということは不思議と否定しない。

では、中枢神経とはどのように育つか？

その前に、そもそも、中枢神経がどこにあるか皆さんご存じだろうか？

医者の勧めで多動や衝動性のあるお子さんに中枢神経刺激剤を与えている方も多いと思うが、じゃあ中枢神経ってどこにある？　ってきかれるとわかっていないことに気づく方も多い。どこにあるかわからない中枢神経に効くと言われて薬を出され、それをのませているのだから考えてみたらのんきなものなのであるが、このように凡医たちのいいなりになりすぎな親御さんが多いように感じる。

中枢神経とは脳だけにあるのではない。背骨の中に格納されていて、それが脳に通じている。いわば背骨の中に脳みその根っこがあるのである。

精子と卵子の合体が細胞分裂してヒトになっていく。

この最初の一瞬はすでに、発達期と考えてよい。

そして中枢神経は伸びていってやがて脳に至る。

ヒトはその身体の中に進化の歴史をとどめていると言われるが、中枢神経から脳ができるプロセスは植物の成長のように私は感じる。まず根っこがあり、伸びていく。そして脳に至る。

中枢神経と脳の構造

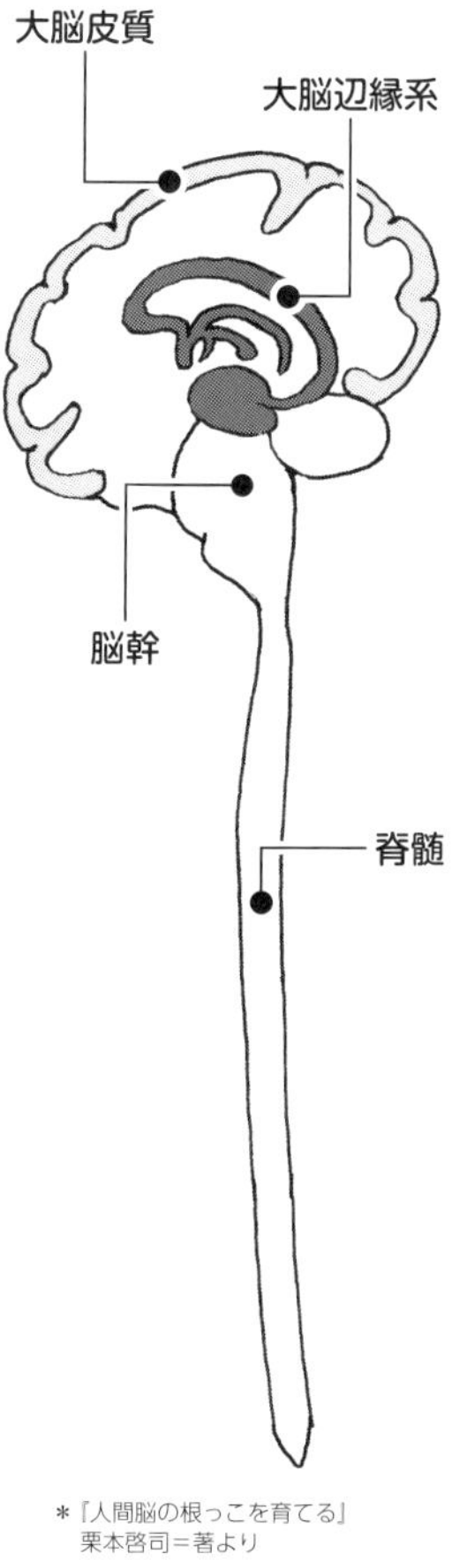

＊『人間脳の根っこを育てる』栗本啓司＝著より

脳はソフトクリームのように順番を追ってできていく。どこかの土台がちょっと崩れたら、その上に乗っかっている部分もいびつなソフトクリームのようになるかもしれない。

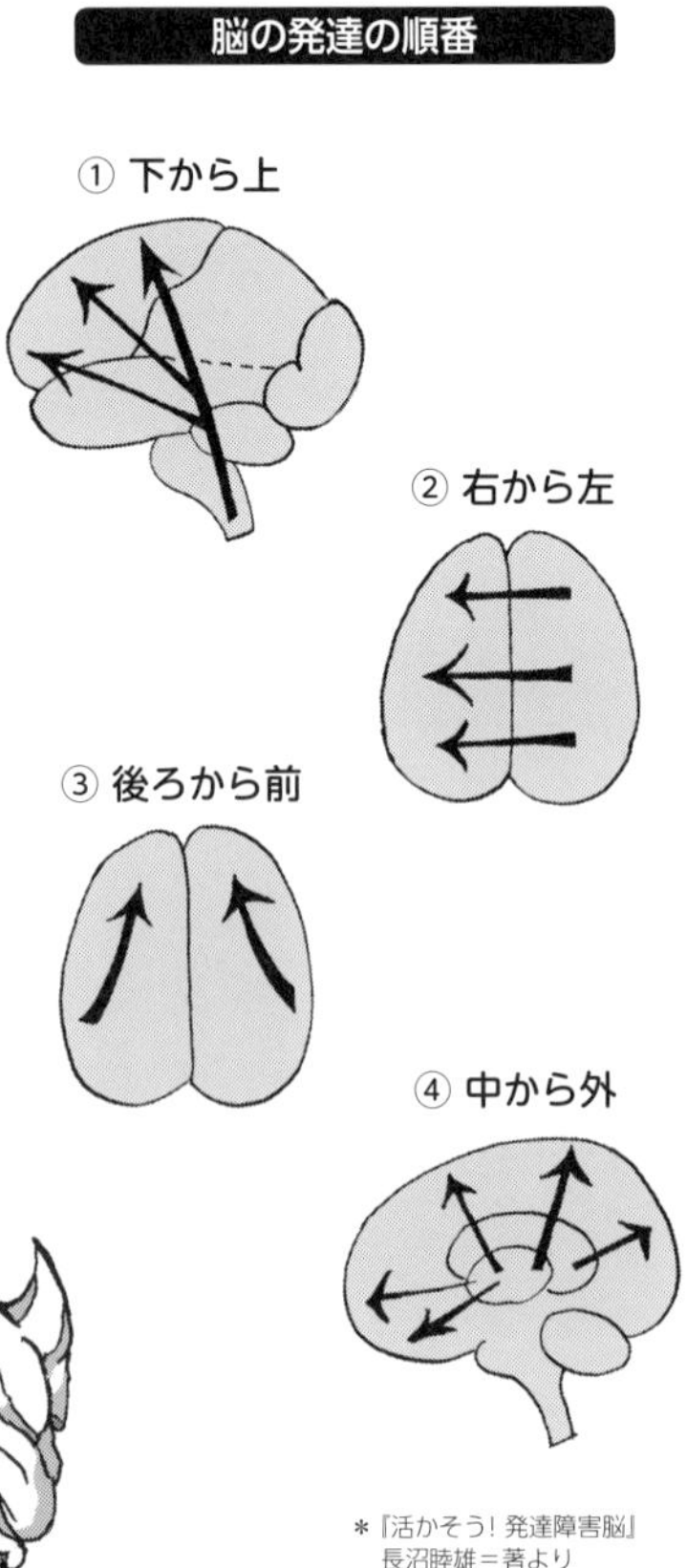

＊『活かそう！発達障害脳』
長沼睦雄＝著より

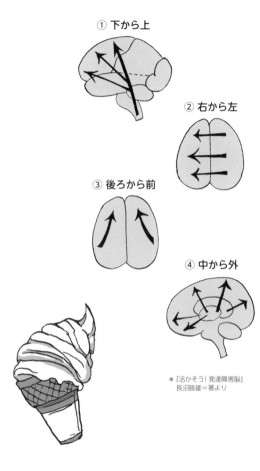

発達障害の人の中には、知的には高くてもたとえば体温調節ができないとか、嚥下や睡眠といった普通の人が意識することなくできることが苦手とか、「意識部分は比較的得意だけれど無意識部分が不得意」な人が多いが、こういう神経系統の発達のどこかにバグがある、と考えると納得できる。


つまり発達障害は発達の障害、というより「未発達」「発達のヌケ」「発達の遅れ」と言った方がわかりやすい。

未発達なら発達を援助すればよい。

ヌケなら埋めればよい。

発達の遅れなら遅れを取り戻せば良い。

そのための方法もわかってきているのである。


それは神経に働きかけること。

すなわち身体に働きかけることだ。身体アプローチだ。

そして身体アプローチに取り組んだ人たちは「治ったとしかいいようがない」という実感を得ているのである。

★発達障害は神経発達の未発達・ヌケ・遅れ。
★未発達なら発達を援助すればよい。
★ヌケならば埋めればよい。
★そして遅れなら取り戻せばよい。
★神経に働きかけるためには、身体に働きかけるのが近道だと考えられる。

三つ組みの障害と考えると治りにくい

発達のヌケ、と考えると埋めればいい、という発想になる。つまり、治るのではないかと思えてくる。

ところが数年前まで自閉症は「三つ組みの障害」とする説が幅を利かせていた。そしてこの考え方だと「治らないのではないか」という信念が補足されてしまう。

三つ組みの障害とは

1 社会性の障害
2 コミュニケーションの障害
3 想像力の障害

である。

すべて「頭蓋骨の中で起きていること」に思える。とりつく島がないと思えてしまう。

そもそも社会性とかコミュニケーションとかは「人間関係の構築ややりとりがうまくない」というアタリがつけやすいが「想像力の障害」とはなんだろう？ 自閉っ子たちはむしろ突飛なことを言って周囲を面白がらせたりファンタジーの世界が大好きだったりするではないか。


ともかく「脳の障害」だから「一生治らない」と言われても、信じてしまう人が多かったのは「三つ組みの障害」という説明がなされていたからである。

けれども三つ組みは過去のものになった。

今は「神経発達障害」だということになった。

逆に今も「三つ組みの障害」で説明し、「神経発達障害」という言葉にぴんとこない支援者がいたら距離を取った方がいい。情報が相当アップデートされていない不勉強な支援者だから。

※編注
想像力の障害については、ニキ・リンコさんほど説明の上手な人を他に知らない。彼女は自分の体験も踏まえ、想像力の障害とは「想像力が世俗の役に立たない障害」と言い表している。詳しくは『自閉っ子におけるモンダイな想像力』を読んでほしい。

自閉っ子におけるモンダイな想像力

★未だに「三つ組みの障害」とか言っている支援者がいたら距離を取った方がいい。

治すことが正しいのか？

ここまで読んできて「そんなに発達障害を治すことが正しいのか？」と疑問を持った人もいておかしくない。

「浅見さんは治せ治せというけれど、この弱さを持った子をそのまま受け入れることこそ親の役目、社会の役目なのではないか?」と思う人もいるかもしれない。

そうきかれたら私は「心からそう思うならその道を進めばいいと思います」と答える。

これまで支援者たちは「生まれつきの障害で一生治らないのだから受け入れるしかない」「頑張らせてはいけない」「周囲が理解するしかない」と言ってきた。

それに疑問を持つ人もいた。

疑問を持ち、我が子の特性を見つめつつ、教えるべきことはきちんと教えてきた親御さんたちもいるのである。

そして発達をあきらめず、生活の中で身体に気をつけて育ててきた親御さんたちもいるのである。

その結果は確実に報われている。

それがわかった十数年でもあった。

そして今、一生治らない生まれつきの障害、という定説が覆されてきた。

知的障害さえなくなる可能性がはっきりと謳われるようになった。

発達障害は神経発達のヌケ。ヌケならば埋まる。ヌケていたからいびつなソフトクリームに見えていたものは、土台が埋まればきれいなソフトクリームになるのである。

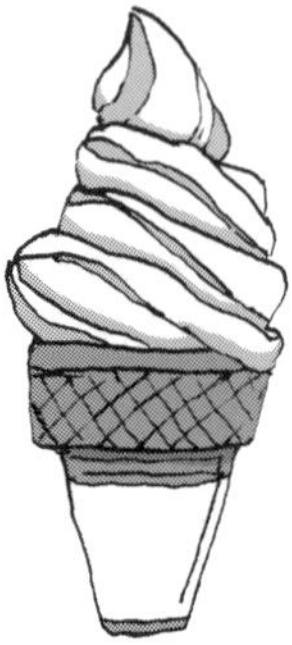

こうした事実もあることを踏まえて、それぞれが自分の頭で考えてほしい。

本当に治りたくないのか？

医者やえらい先生が「障害をありのままに受け入れることこそ愛」と説くから、自分の本当の気持ちを押し殺して、唇嚙みしめて「治らないでいいんだ」と自分に言い聞かせているだけではないのか。

正直に、自分の気持ちを見つめてほしい。

そして少しでも「治りたい」という気持ちがあるのなら、今はその方法があるかもしれない、ということを頭の片隅においてほしい。

★治すなんて正しくない！ と思うのならそれも自由。
★でもそれが自分の本心なのかどうかは見つめてみてほしい。

障害受容何それ食べれるの？

発達障害の世界は、都会生まれ都会育ちの私が初めて出会った村社会であった。どう村社会かというと、えらい先生の言った一律の考えを皆に強いる社会だという意味である。えらい先生が「生まれつきだから治らない」と言えばそれを皆が信じる。えらい先生が二十年講演に同じレジュメを使っていても（よくあることである）、いったんえらい人になってしまうとその勉強不足を人々は疑いもしない。二十年前に「脳機能障害で一生治らない」と聞いたから、一生治らないと信じて考えを変えない。

そして「治るんじゃないだろうか」とあれこれやってみる親仲間を糾弾したりするのである（もしかしたら抜け駆けされるのが怖いのかもしれないが）。

私に言わせれば、抜け駆け上等である。

治るか治らないかは、治りたいか治りたくないかは、それぞれが自分の頭で考えればよい。

自由な国なのだから当たり前なんである。


この本を読んで「治るらしい！」と気分が明るくなり、友だちに勧めるのはいい。

でもその友だちが違う意見を持っているなら、それ以上強制しないことだ。

友だちの家は友だちの家で決断すればいいだけの話。どっちの意見が正しかったかは子どもの育ちでわかることである。

そして私たちは十数年子どもたちの育ちを見てきて「身体からアプローチすると治るよ」と見たままを伝えているだけなんである。

★友だちの意見はきかなくていい。
★治りたいかどうかは自分で考えよう。

みんなと同じことをすることのリスク

ここ数年のうちに放課後等デイサービスを初めとする受給者証で廉価で受けられる支援が広がった。

親の就業意欲（と生計を立てる上での必要性）も高まり、そうしたサービスを探し、我が子を送り込むことこそ発達障害児の子育てだと考える保護者も増えたらしい。

また業者筋はどうしてもそれを煽る。「もっと支援を！」とギョーカイは叫び、親にも叫べと迫る。支援を増やすとは、税金から売り上げる業者や支援者にとっては「国の予算から自分たちの取り分を増やす」ことなのである。

つまり「もっと支援を」と叫んでくれる親は業者や支援者にとって無料で使える営業部員だ。

育てるのが大変な子どもを抱える人が、そうしたサービスを使うことは非難しない。

ただどういうサービスが自分の子に必要なのかは自分の目で見極めるべきだ。

受給者証を使わないと損だから目一杯そういうサービスに送り込もう！　と声の大きい親仲間は言うそうだ。

もしそういう親仲間を見たら、そういううちの子がどういう育ちをしているか、よく見極めるといいかもしれない。

一方で、サービスは利用していてもしていなくても、福祉サービスに全面的には依存せず、家での生活を細やかに送っている家もあるだろう。

そういう家の子の育ちもよく見極めることだ。


「受給者証は使わなきゃ損だから目一杯使おう」と呼びかける声の大きい親は、いかにも民度が低い。

受給者証のおかげで自分の家の自己負担は小さくても、残りは納税者が負担しているのである。

つまり、社会はすでに発達障害の子が育つための理解もしているし、負担もしている。

「使わなきゃ損」と叫ぶ親たちはそうした社会の仕組みを知らない。社会とは互助の共同体だとわかっていない。

また、社会が負担していることを知らせようとしない支援者、隠しておこうという支援者には気をつけたほうがいい。


みんながある種の療育に行っている。

それに行かないと取り残されるのではないか？　と恐れるのなら、行っている人が治っているかどうかかみるといい。

「みんなで行っている」というときの「みんな」がたいして成果を上げていないと思うのなら、

むしろ「行かない」選択をすることで他の人とは違う成果が得られるとも考えられるのである。

繰り返そう。

発達障害を治すのは医者でも支援者でもない。親であり本人なのだ。

なぜか？

発達障害は神経発達障害だから。

そして神経は生活の中でこそ発達していくからである。

療育機関に放り込んで安心、ではないのである。

★公的な療育を「使わなきゃ損」という親は社会が共同体だということを理解していない。

★神経は療育機関ではなく、生活の中で育っていく。

かつての親の会

かつては「発達障害＝神経発達障害」とわかっていなかった。

「生まれつきで」「一生治らない」「脳機能障害」と言われていた。そのとき親たちにとっての親心に基づく愛情行動は、親の会を組織し、社会に理解を訴え、専門家の小間使いとして無料でこき使われることであった。

発達障害者支援法以降の第一世代の親たちは、専門家に奉仕することこそ子どものためになると信じていた。

専門家が一ミリも我が子を治してくれなくても、唇噛みしめて我慢して講演会でただ働きし、あるいは動員されていた。

けれどもそういう時代は過ぎた。

親がある意味専門家たちを甘やかした結果、専門家たちは「専門性がある」という事実を楯にふんぞり返り、すでに時代が神経発達障害に入ったことさえ教えようとしない。

「脳機能障害」「生まれつき」「一生治りません」という過去の見解を一向に改めようとせず、相変わらずたいして効果のない自分たちの支援を売りつけ、専門性こそが大事だという名目のために子どもにとって何よりのリソース、――すなわち親心――を削いでいる。

親に子どもの未来をあきらめさせつつ、治せない自分たちが専門家として君臨するために編み出したのが「障害受容」というヘンテコな概念だ。

障害を受容し子どもに治ってほしいなどと思わないことこそ親の務めだと彼らは言う。

だが、障害受容などなぜ他人に強制されなくてはならないのか？

専門家にとっては数百人いる子どもの一人かもしれない。でも一人一人の親にとってはかけがえのない我が子である。五人も十人も子どもが生まれた昔ならともかく、どこの家にとっても大切な大切な我が子であろう。障害があるのなら、少しでも軽くしてあげたい、できれば治してあげたい、というのが当然の親心であろう。

その当たり前の親心を捨てよという支援者など親の方から見限ってよい。

★障害受容などいくら専門家に強制されようと納得できないのならしなくていい。
★障害を受容するかどうか決めるのは本人であり親である。支援者ではない。

治らない、と言われていた時代にも治した人たちは何をしていたか？

「一生治らない」と言われていた時代にも、あきらめなかった親御さんたちはいた。

かつての私と同じように、その人たちは「治らない」という見解を否定していたわけではない。

ただ、大事にしていたことがある。

それは、当たり前の子育てである。障害児だからといって特別視しない、当たり前の子育てである。


それに一般社会人として、専門家の非常識さに気づいていた親御さんは強かった。

専門家がどう言おうと、支援ありきの縮小再生産の生き方を我が子に強制しなかった。

本人は努力しなくてよい、社会が理解すべきだ、たとえ軽くても知的障害があるのなら支援校に行くのが幸せだ、とギョーカイ人が特別支援社会の拡張運動を続ける中、これは違うと見抜いた。そして、できるだけ一般社会に近い場所にいる努力を親子ともにした。

そういう人たちは良い結果を得ている。


当たり前の子育てとは別に高邁な理論に基づくものではない。

快食・快眠・快便に気をつける。

発達のヌケに気づいたら生活や遊びの中でそれを治していく。

そして他人に迷惑をかけるようなことはしないようにしつける。

そういう当たり前の子育てである。当たり前の家庭生活である。

普通の親子と同じように一緒に遊び、物事の善悪をきちんと教え、健康に留意した。まともなものを食べさせ、苦労しながらも睡眠障害の子の眠りを（なるべく薬を使わずに）確保した人たちはその時代にもいた。

その結果、専門家たちの最初にインチキ占いをはるかにしのいだ自由度のある生活、まともな賃金、という方面で報われているのである。

当たり前である。

発達障害は神経発達障害なのだから。

しつこいほど繰り返す。

神経を発達させるものは医療ではなく日々の生活なのである。

★当たり前の生活をていねいに送ることで子どもの神経は育っていく。
★そこに障害の有無は関係ない。

なぜ専門家が本当のことを言わないか?

専門家たちも、本当のことはわかっているはずだ。

なのになぜ新しい世代の親御さんたちに本当のことを教えてあげないのか、私は不思議でならない。

いや、前言を撤回しよう。

なぜ言わないか？

それは親が真実を知ってしまえば、すでに成り立ってしまっている支援産業の多くが陳腐化するからである。

すでに成り立ってしまっている支援産業とはどういうものか？

「神経」の育ちを見ずに「行動」のみを変えようとする支援方法を体系化し、時にはライセンスビジネス化し、ときにはチェーン展開して支援と称している産業のことである。


犬に曲芸を教えるようなこの手の療育は、本人の主観を無視する。

主観的に本人が持っているつらさは一顧だにしない。行動のみを見る。

「特性のある子育ては大変だ」と自分の大変さにのみ目を向ける親にとっては救いに見えるだろう。

子どもが不可思議な行動を採るときその根っこにあるものを考える習慣がない親、心身の状態に余裕がない親には、とにかく行動の変容をしてくれるというセールストークが魅力的なのだろう。

けれども本人の根っこの育ちに関心を持ってきた我々にとっては受け入れがたいものである。

実際に「行動のみを変える」療育は、うまくいっていないのではないだろうか？

一時的に行動に変容が見られても、「二次障害が治った」と言えるような、我々が目撃しているような育ちにつながっているだろうか?

★本人の内面を無視して行動のみを変容させようとする療育が神経を育てることはない。

一粒の卵ボーロで買収(応用行動分析)VS言葉以前のアプローチ(身体アプローチ)

行動の変容のみに注目する療育と、私たちが勧めている「神経発達を促す」発達援助の違いを表す例をひとつあげよう。

個人情報保護のために詳細は省く。ある児童支援の現場での体験である。

知的障害を伴う自閉症の小学生男児。夏になると過度な水遊びをした。水を出しっぱなしにしてはね散らかす。家庭や事業所で水道代が重荷になるほどにである。

ここで行動のみを変容させようとする療育論では、問題行動を無視したり、水道を締められたらその行動を強化するために一粒の卵ボーロを与えたり（いわば買収である）、行動だけ変えようとするだろう。そして行動面だけに注目している療育こそ科学的だと大威張りである。

けれどもこの男児の内面に起きていることを推測してみてほしい。彼は水遊びがしたいのである。一粒の卵ボーロをもらうより、水をはね散らかしたいのである。

ここで「じゃあ水遊びを思い切りさせてあげよう」というのは合理的配慮だとは思わない。水は貴重な資源である。世界には清潔な水が手に入らず死んでいく人だっている。家庭や事業所が水道代を惜しむのは資金も有限な以上当たり前である。障害があることは、親や支援団体の財産を毀損してもいい理由にはならない。

神経発達をまず考える私たちは、過度な水遊びをする小学生を見ると「腎臓が働いているかな？」と考える。

神経発達障害ということは、何度も繰り返すが、障害特性を頭蓋骨から解放した。従来はあまり注目されていなかったが、内臓機能にもその未発達・発達のヌケ・発達の遅れは及んでいる。

腎臓の役目は吸収し排出すること。水の収支を合わせること。実はこの水収支を合わせるのが苦手で、それが情緒的な問題や季節の対応への苦手さが見られることも多い（詳しくは『芋づる式に治そう！』に書いてあるのでここでは割愛する）。

そして実は身体に水が足りないのは、身体にはわかっている。

その結果として少しでも水を取り入れたくて水遊びをすることだってある。経口ほどではないが、皮膚だって水を吸収するのだから。

それを一粒の卵ボーロでやめさせられることは、たとえその行動がやめられたとしても、本人にとって（本人の健康にとって）いいことではない。不全感が残る。本人は卵ボーロをもらうより水遊びがしたいのだ。身体が水を必要としているのである。

それを卵ボーロでやめさせることの残酷さに思いを馳せてほしい。

過度な水遊びが止まらないならば腎臓の機能を促すワークをやってあげればいい。

そうすれば水が保持できるようになるので、過度な水遊びへの欲求はなくなる。

実際にこの男児は水遊びをしなくなり、一夏で情緒も安定して他害行為もなくなった。これが神経発達に注目した治し方だ。治るときは身体面も情緒面も行動面も治る。

また、自閉の子はしばしばこういう姿勢で立っている。

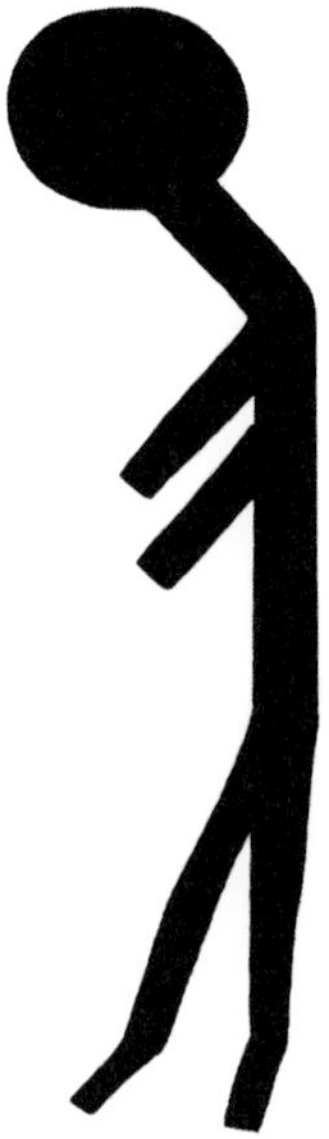

＊『自閉っ子の心身をラクにしよう！』
栗本啓司＝著より

自閉症は目に見えない障害、とは言うが目に見えることも多いのではないだろうか。とくに背中に特徴がある。なんだか丸まっている。また、つま先立ちでぴょんぴょん飛んでいたりする。そして昼間こういう姿勢で暮らしていることは、夜眠れないことにつながる。

なぜだろうか？

首が垂れているので、頭に血が行く。その結果頭が忙しくなり、睡眠がしにくくなったりその質が悪くなったりするのである。

ならば首が垂れないようにすればいいのだが、首をあげろ、と命じて一粒の卵ボーロで買収しても続かない。いずれまた首が垂れてしまう。

なぜなら首が垂れてしまう原因は首ではなく足首にあるからだ。

足首等関節は、本来蝶番の役割を果たす。

けれども関節に未発達・発達のヌケ・発達の遅れがあると足首が十分に機能しない（きちんと曲がらない）。

どうしてもつま先立ちでぴょんぴょん飛んでしまうお子さんがいたら足首を触ってみてほしい。

その硬さにびっくりするはずだ。

曲がらないからかかとが地面につかない。だとするとつま先立ちでいるしかないし、不安定なので飛ぶしかない。

ぴょんぴょんにはぴょんぴょんの理由があるのである。

ここで足首の発達を促してあげれば、足首が機能するようになる。

そうするとつま先立ちしなくてよくなる。つま先立ちしなくてよくなればかかとが地面につき、安定する。

そして眠れるようになる。

足首のワークひとつで、いくつもの悩みが一挙に解決してしまうのである。

こういう経験を積み重ねてきた私たちだからこそ、「神経発達障害」という定義に納得した。障害は全身にかかわり、だからこそどこかを治せば一挙に色々な問題が解決するのを目にしてきたからである。前章で触れた視覚と知的障害のように、一挙に治る。あるいはどこかが治ると芋づる式に治っていく。

人体はつながりのある有機体なのだから。

けれども本人の主観的な快不快を無視して行動の変容のみを目的とするような療育（応用行動分析等）、本人の社会性の育ちに期待せず、膨大なパターン学習を旨とするようなソーシャルスキルトレーニング（SST）、あるいは本人の脳の特性を固定してしまうような環境調整を勧める支援者たちにとって、「神経発達障害」という定義は都合が悪いだろう。

彼らは治らないことで、長時間の療育を正当化し、その請求書を国や自治体に回す。

けれども神経に注目したアプローチは金もかからないから国や自治体にたかる必要がない。

そしてあっという間に治ってしまうのである。

★発達障害は全身にかかわるから、神経が育てば、どんどん治っていく。
★行動のみに注目し、本人の快不快を無視する療育にとって「神経発達障害」という新定義は都合が悪い。

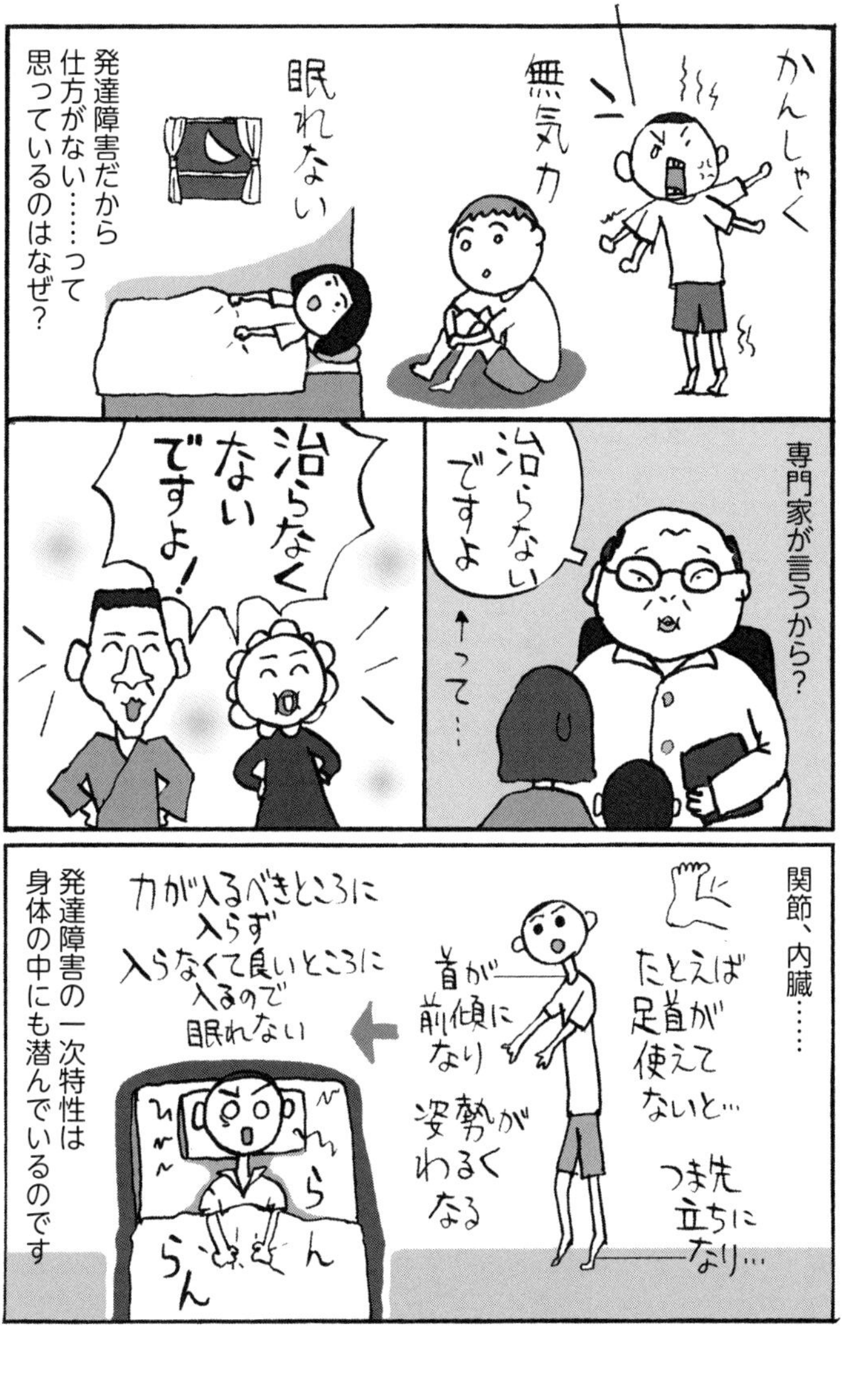
かんしゃく
無気力
眠れない
発達障害だから仕方がない……って思っているのはなぜ？
専門家が言うから？
治らないですよ
↑って…
治らなくないですよ！
関節、内臓……
たとえば足首が使えてないと…
首が前傾になり
姿勢がわるくなる
つま先立ちになり…
力が入るべきところに入らず入らなくて良いところに入るので眠れない
らんらん
発達障害の一次特性は身体の中にも潜んでいるのです

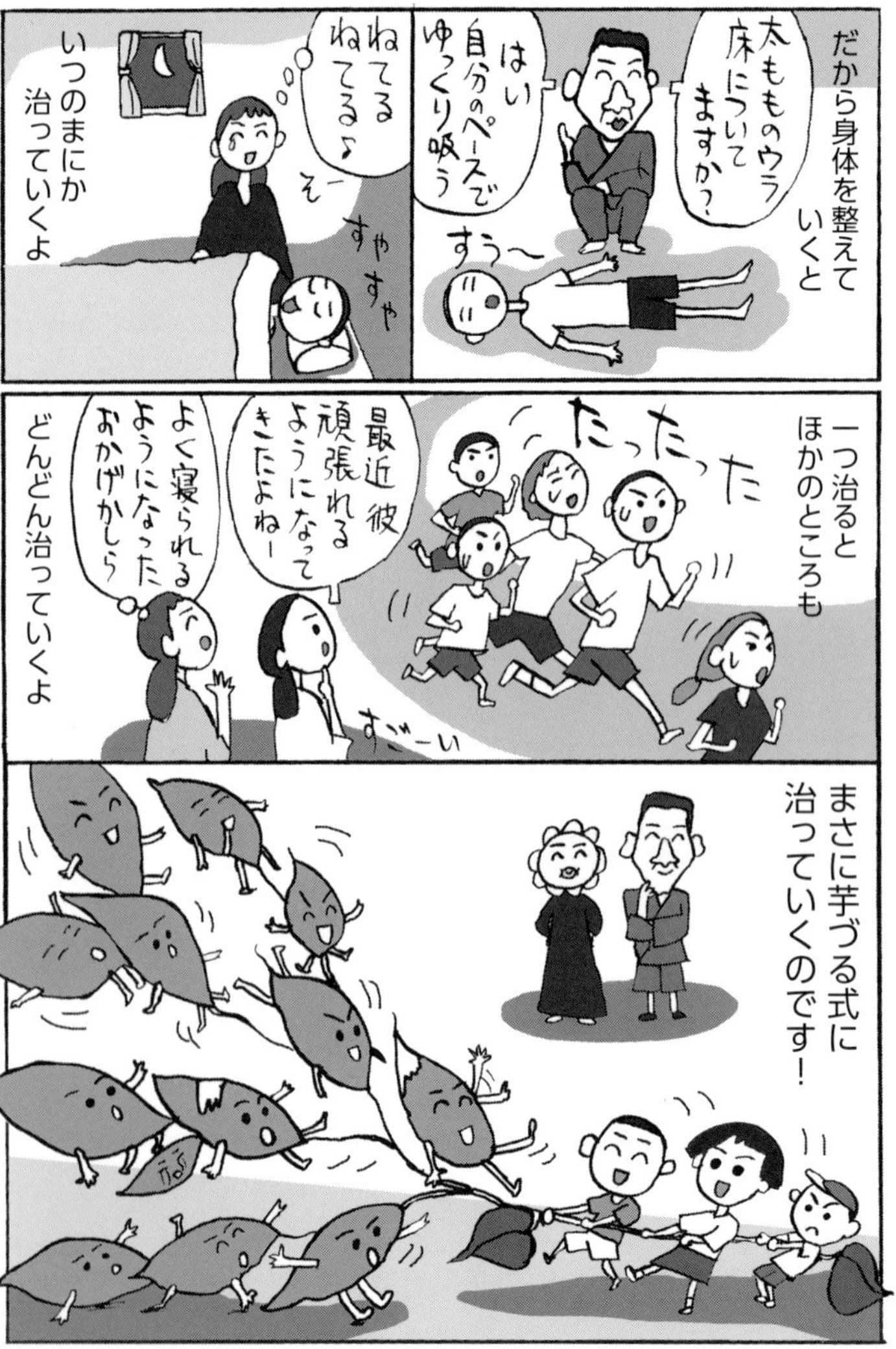
だから身体を整えていくと
太もものウラ床についてますか？
はい自分のペースでゆっくり吸う
すう〜
ねてるねてる♪
そー
すやすや
いつのまにか治っていくよ
一つ治るとほかのところも
たったった
最近彼頑張れるようになってきたよねー
よく寝られるようになったおかげかしら
すごーい
どんどん治っていくよ
まさに芋づる式に治っていくのです！

＊『芋づる式に治そう！』栗本啓司＋浅見淳子＝著より

身体アプローチを言葉以前のアプローチと名づけた理由

なぜ子どもを卵ボーロで買収するような療育が必要とされてきたか?

それは発達障害の特性があると、言葉で言ってきかせてもきき入れないからである。

だから物（報酬）で釣って適切な行動を採らせようと発想する人たちがいる。

そういう機械的な方法は体系化しやすく、人材育成そのものがビジネス化しやすい。育成ルートに乗っけてしまった人材はどうにかしないといけないので、人材をばらまくのが上に立つ人たちの急務となる。その結果、「ギョーカイ化」しやすい。


でも私たちのやり方は違う。

本人の問題行動を消すのではなく、本人が自主的に適切な行動をとれる身体になることを重視している。

人間脳の特徴は、社会性だ。

その社会性にバグがあると、人間らしい脳、すなわち大脳皮質のみに問題があるような誤解が生じる。行動変容のみを目指す療育、膨大な暗記で乗り切ろうとする療育はそこを誤解している。

けれども人間らしい脳がうまく機能していないのなら、それはそれ以前に育つべき神経に未発達・発達のヌケ・発達の遅れがあるということなのだ。

ならば人間脳の根っこの発達を促せばよい。

そして人間脳の根っこを育てるには、言語能力以前の土台を育てるには、言葉以前のアプローチ、すなわち身体への働きかけしかありえないのである。

ヒトの子は言葉が出る前にも自分で神経発達を促している。

胎児ですら自分で神経発達を促している。

胎児はどうやって自分の神経発達を促しているのだろうか？

胎児がお母さんのおなかのなかで「神経発達促し方マニュアル」と首っ引きで神経を発達させているわけではもちろんない。胎児は胎児でお仕事がある。それは羊水にぷかぷか浮いていることだ。そうやって発達が促されるのである。

ところがこれをやりきらずに生まれてくる子も多い。そしてここを抜かした子は過敏性など、発達障害の特性を見せる（詳しくは『人間脳を育てる――動きの発達＆原始反射の成長』灰谷孝＝著　を読んでほしい）。

おなかの外に出ても子どもは自分で発達を促している。

そして言葉もなく、文字も読めない子がどうやって発達を促しているかというと、身体を動かす以外にはない。
言葉が出る発達段階になるまで、子どもはこうやって身体の動きによって神経を発達させているのである。

胎児から赤ちゃんの運動発達

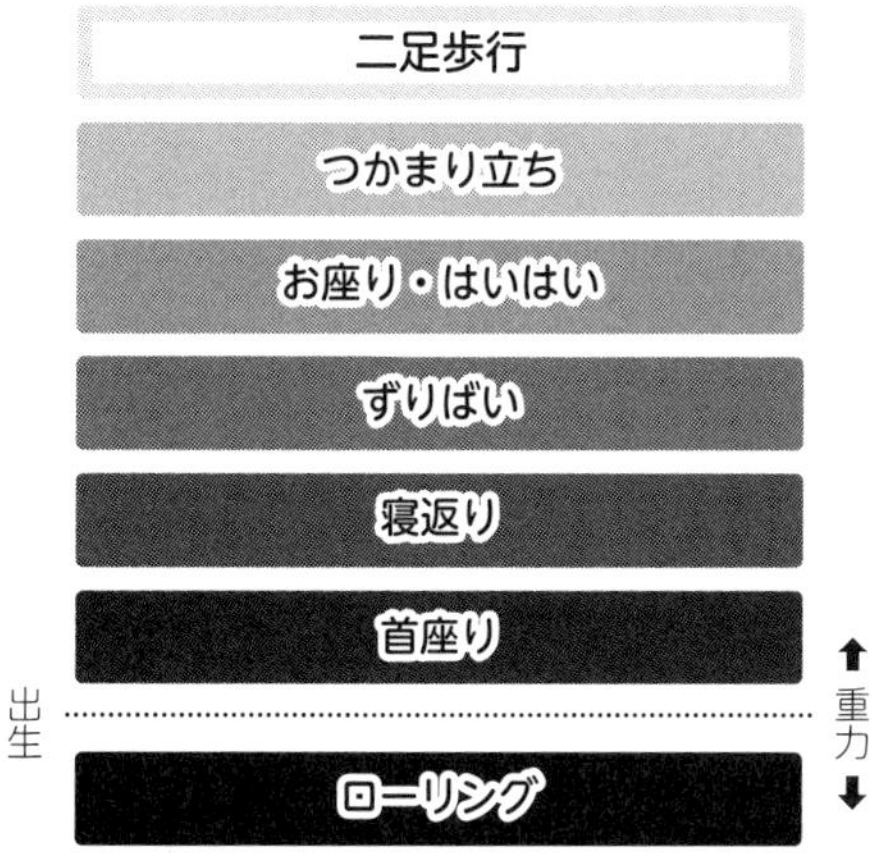

＊『人間脳の根っこを育てる』栗本啓司＝著より

言葉が出ない子がいるのなら、それ以前の仕事をやりきれていないだけ。
だったらその動きを今から遊びに取り入れてあげればいい。

そうすると子どもたちは驚くほど速く追いついてくる。

言葉であれこれ働きかけるより、言葉以前の部分にアプローチした方が土台から育つ。

だから身体アプローチが有効だったのだ。

神経発達を促す、という子どもたち本来の仕事は、言葉ではなく動きによって行われてきたのだから。

★人間脳（社会性）に問題が見られるのならその根っこからやり直せばよい。

発達期はいつまで遡れるか？

ここでもう一度DSM-5の神経発達障害の定義を思い出してみよう。

〝神経発達障害は、発達期（developmenal period）に端を発する一群の症状を指す。〟

まずそう定義されている。

これまで本書を読んで来た方ならば、発達が生涯にわたるものだということ、この本を今読んでいる今もヒトとしての自分は発達の最中だとわかるだろう。

つまり発達期に端を発する障害を「生まれつきの」と解釈することは誤りである。「発達期のどこかで生じた障害」なのだから「生まれつき」とは限らない。

そして developmental period が普通の英語としてどう使われているかを検索してみてみると、ヒトとしての個体が生まれる前、つまり親の身体の状況さえも「発達期の医学」のトピックであることに気づく。

日本で発達障害の診断を受けるときには周産期について、分娩の方法について、詳しくきかれるという。

なぜそれが重要な情報なのか理由は示されないのが普通だという。ただ根掘り葉掘りきかれる。「何か関係あるのだろうか」と親としては推測がつく。けれども患者を侮り情報の非対称性を当たり前だとしている日本の発達障害関係医療者によって周産期と発達障害の関係が明らかにされることはない。

ひとつは親に無用な罪悪感を抱かせないためでもあると思う。

日本の発達障害関係医療者は、患者を対等な人間に見ていない。

だから変な気を遣って、結果情報を与えないのだ。

そしてそういう情報を与えようとしない医療だからこそ、全面的に頼るのは危険だということである。

★発達期とは受胎前まで広がりを持っている。

栄養療法を試してみてわかったこと

けれどもここにも変化が出てきている。

精神科医の藤川徳美氏は一連の著作（『うつ消しごはん――タンパク質と鉄をたっぷり摂れば心と体はみるみる軽くなる！』方丈社 等）やブログで

・日本の現在の普通の食生活だと質的栄養失調になること（鉄・たんぱく質が不足する）
・その結果引き起こされているメンタルの不調は栄養療法で治ること
・発達障害も同様であり、発達障害の中には妊娠出産時の母親の栄養状態が原因であることもあること

・そして妊娠出産時の栄養不足による不調は、後からでも栄養療法により母子ともに取り戻すことができること

を説いている。

私自身も著作の知見を生活に取り入れ、体調が向上した。また著者・読者を初めとする仲間の多くも取り入れ、効果を実感している。

神経発達障害なのだから、栄養摂取で治っていく。栄養が発達を促すのは当たり前の話である。

我々の「言葉以前のアプローチ」と栄養療法の二本立てで、知的障害という判定が覆ることを初めとして、一次障害の治癒としか思えない現象が起きているのである。

そうするとエビデンスを出せ、と言う人たちがいる。

藤川氏の著作を読んでも、一向に治そうとしない医師の一群が、「寛解」という一般的にはなじみのない言葉にこだわり、決して完治を目指さないこと、新しい動きをエビデンスが～という決まり文句で潰そうとしている様子がわかる。

エビデンスを待たなければならないほど感度の低い人はずっと待っていればいいと思う。

私たちは「目の前の子をよくしたい」と考え試行錯誤する人間の集合体である。統計のため

に治そうとしているのではない。それぞれが愛する人の将来から少しでも障害を取り除くために試行錯誤して効果を得ているのである。

「エビデンス」をいちゃもんに使って完治を決して目指さない勢力が面倒な人たちであるという事情は栄養療法を巡っても同様のようだ。

だが私は彼らの土俵に乗らない。

エビデンスがないと信じられないのなら、指をくわえて治る人たちが治っていくのを見ていればいいのである。私たちは一家庭一家庭で試行錯誤を続け、その成果は忌憚なく発表する。たとえ誰かが治っていくことが他の誰かにとって都合が悪くても。

生まれつきだから一生治らない、と信じたい一群がどれだけそれを否定したくてエビデンス原理主義を振り回そうと治った例を発表し続ける。

サクセスストーリーをいくら重ねようともエビデンスレベルは低い、エピソードの集積に過ぎないとエビデンス原理主義派は唇噛みしめて意地を張り続けるだろう。

ところがエビデンス原理主義者からは一向によくなったエピソードが出てこないんである。

悔しかったらエピソードを出してみろ、ってなもんである。

治りたい人が治るための情報を花風社は提供するのだ。

エビデンスにこだわる人たちと、治ったという数多くのエピソード。

あくまで寛解という言葉にこだわる人たちと、完治を目指す人。

どちらが信用できるかは、後続世代がそれぞれの主体性に基づき決定すればよい。

★神経発達障害は神経の発達障害なのだから栄養が変われば症状が変わるのは当たり前。
★エビデンスとエピソード、「寛解」にこだわる人と「完治」を目指す人、どちらを信用するかは後続世代がそれぞれ決めればよい。

受胎前の状況さえ取り戻せる？

藤川氏のブログでは、発達障害の子にもよく見られ不登校の一因となっている起立性調整障害の原因は出産前の母親の栄養状態にあると説明されている。

そしてそうした出産前の不具合による不調でさえ、今からでも取り戻せるのだという。

二〇一九年一月一〇日のブログに書いてある（https://ameblo.jp/kotetsutokumi/entry-12431907981.html 出版時）。

生まれる前の母体の状態による障害や病気なんていったら、受胎前の状態像が原因であり生まれつきよりもっと前に思えるかもしれない。

それでも治せる知見が今は手に入るのである。

栄養療法はとりわけＡＤＨＤの人の状態をかなり改善するらしい。


私は花風社の身体アプローチではほぼ全員感覚過敏が治ったという実感がある。

恐怖麻痺反射の統合（参考図書『人間脳を育てる』）や金魚体操、腎臓へのアプローチなどで感覚過敏は治るものだというのが私たちの認識である。

だとするとまずは栄養療法や身体アプローチでＡＤＨＤ方面の症状（多動性・不注意等）や感覚過敏を治してしまえば大分脳も身体もラクになって余力ができるであろう。

あとは芋づる式に治っていくだろう。

★神経発達を促すと、あとは芋づる式に治っていくはずだ。
★そして出生前の母体の不具合由来の障害でさえ、今からでも治せる時代がやってきた。

頭蓋骨から解放されると場所も時間も越えて治す方法が広がる

生まれつきの、というか子どもが生まれる前の母体の状態から引きずっている不具合さえ今から母子ともども取り戻せる。

それは神経発達障害だからである。

神経の発達の障害だから、神経を育てればよい。

そして神経は、医師の処方する薬ではなく日々の運動や、日々摂取する栄養によって発達していく。

カンタンな話である。

思うに凡医たちだって、感覚過敏や多動性・衝動性が治っていくケースは少しくらいみたことがあると思う。

知的に伸びた子の存在だって一人も知らないわけではないだろう。私たちの周囲にこれほどたくさんいるのだから、凡医の周囲にだっていたことはあるはずだ。

それでもその存在を認めようとしないのは、彼らがそうした予後のいい例を再現できないからかもしれない。

なぜ再現できないのか？

それは治った人たちは医療の力で治ったわけではなく、親や本人の試行錯誤によって治ってきているからだ。
その点藤川医師のように再現を繰り返してきた医師は確固として物が言えるのかもしれない。

そしてこれは医療界を知らない者の推測に過ぎないが、大学病院等を離れると、白い巨塔の言論統制から自由であるのかもしれない。
驚くべきことに、染色体異常さえ栄養療法で手が打て、ＩＱが上がって療育手帳を返上した経緯も二〇一九年一月十五日の藤川医師のブログには載っている(https://ameblo.jp/kotetsutokumi/entry-12417540156.html 出版時)。

発達障害を頭蓋骨から解放することは、時間からも場所からも解放されて治す方法が見つかるということ。そして染色体異常さえそこからもたらされる不具合のかなり大きな部分を後から取り戻せる時代になったようである。

★神経発達障害というとらえ方は、発達障害を時間と場所から解放した。

最後に　散々こき下ろしてきた支援者の人たちに

ここまで読んできて、「治る時代になったのか。じゃあ治そう！」と考える人もいるだろうし「浅見さんは治せ治せというけどそんなこと考えないで弱いところのある子をそのまま受け入れるのが親ではないのか、あるべき社会ではないのか？」と思う人もいるだろう。

繰り返すがそれはそれぞれが決定すればいいことである。

私は、私の頭で考え、「治るが勝ち」という結論を出している。

最初、自分がかかわりのある自閉の人たちを見て、身体の弱さだけでもどうにかしてあげたいと思った。けれども凡医たちはどうにかしたい、とは思わなかったようだった。
だからその知見を持っている人を探した。
医療の中にも外にも、その知見を持っている人がいた。
その人たちと一緒に仕事をするうちに

1　治った人

2　治った人が何をやったかを知り

3　なぜそれで治ったかの説明

ができるようになり、「発達障害は治るということを知る消息筋」となった。

治るものなら治りたい人は多い。

一方で治すなんて差別だ！　という声も聞こえてきた。

治る手段はある。

それを信じないのも、選ばないのもまた、その人の自由である。

これからの世代はそれぞれが自分の頭で考えて結論を出せばよい。そして道を選べばよい。

できればそこで友だちとつるまず、自分の頭で考える習慣をつけてほしい。

自分の頭で考えて道を選ぶ。

それは発達に限らず、仕事など別の場面でも役に立つことだから。

そしてさらなる後続世代は、それを見て自分の道を選ぶときの参考にすればよい。

多くの元発達障害児たちが「昔、発達障害だったよ。でも治った」と言いながら自分の好きな仕事について楽しみながら社会貢献している。

それが私の夢見る未来である。

そして支援者の人たちにも問いかけたい。

支援ギョーカイの同調圧力の中で、たいして考えもせずに「生まれつきの脳機能障害だから一生治りません」と繰り返してきたのがこれまでの支援者たちである。

それがどれだけの絶望を親たちに振りまくのか無自覚に、ただ先人の言葉をたいした考えもなく繰り返してきた支援者は多い。

あるいはえらい人の口まねをするのは保身のためだったのかもしれない。

自分がその自分中心で残酷な支援者の列に加わるのか、よく考えることだ。

支援者としての務めを全うするのは、果たしてどちらなのかよく考えることだ。

私は今、支援の断捨離（『治ってますか？ 発達障害』の共著者南雲明彦氏の発案した言葉）のムーブメントを起こそうとしている。

支援者の都合だけで膨れ上がった発達障害者支援は、税金を使って誰かの人生を消化試合にする営みに堕した。そんな支援は断捨離して自由に生きた方がいい、と私は考えている。

もちろん、最終的に支援とどう付き合うかはそれぞれが決めることだけれど、私は支援の外で生きようとする人を応援する活動をしている。


つまり私は、どこまで力が及ぶかわからないが、ギョーカイを潰すつもりでいる。

別に支援施設に殴り込みをかけるわけではない。

治る人を増やし、支援がいらなくなる人を増やすことによって、ギョーカイを潰すつもりでいる。


そして「治って支援を離れよう」と望む仲間は増えている。

なぜか?

人が自由に生きるのは大事なことだから。

支援はその自由を奪うから。

そして発達に凸凹がある人こそ、自由に生きた方がそのよいところを活かせるから。そしてその結果自分も周囲も幸せだからである。


人々が自由を求め始めたとき、情報統制に気づき始めたとき、どのような支援が生き延びるか？
支援者として生き残っていきたいのなら自分の頭でよく考えてほしい。
そもそも自分が人として一生を終えるとき、誇りに思える仕事とはどういうものか？
ギョーカイ内で自己保身を図るため、親に障害受容を強いて恥じない支援か？
あるいは本当に目の前の人の可能性を伸ばす支援か？

支援者の人も、一人一人よく自分の頭で考えてほしい。

自分が悔いのない人生を送るため。
そして共同体たる一般社会のためにはどちらが望ましいか。
一人一人がよく考えてほしい。

完

あとがきに代えての付記

二〇一九年一月の時点での情報に基づいてこの本を書いた。

きっとこれからも診断基準・予後に関する説は変わっていくだろう。

もしかしたらＮＥＵＲＯの五文字が消える日もあるかもしれない。

ただ、今の時点で自分が二十年近く目撃してきた状況とＮＥＵＲＯの五文字がリンクするのでそれを書いておきたいと思った。

それにより救われる人が増えてほしいと思った。

たとえ自分が書き、投資するこの本が陳腐化する日が来るとしても、今、最新の情報を伝えたいと思った。

知見が変わろうと一向に昔の見解を変えずに絶望の押し売りを続ける支援者たちのようにはなりたくないからだ。

希望が出てきたのなら、希望を伝えたい。それが知った者の役目である。

だからいつかは診断基準が変わるかもしれないのは承知の上で、今現在の情報を伝え、考えを書いて、世に問う次第である。

あとは皆さんが、どういう人生を生きたいか、自分の頭で考えてみてくださいね。

平成最後の一月末日

浅見淳子

参考文献

【DSM関連の本】

Diagnostic and Statictical Manual of Mental Disorders Fifth Edition DSM-5tm
American Psychiatric Association

DSM-5 精神疾患の分類と診断の手引き
医学書院

DSM-IV-TR 精神疾患の診断・統計マニュアル
医学書院

DSM-5対応 神経発達障害のすべて
連合大学院小児発達学研究科＋森 則夫＋杉山登志郎＝編／日本評論社

臨床家のためのDSM-5虎の巻
森 則夫＋杉山登志郎＋岩田泰秀＝編著／日本評論社

【花風社の本】

★自閉症者の身体感覚について

自閉っ子、こういう風にできてます！
ニキ・リンコ＋藤家寛子＝著

★発達障害は治るのか？について

発達障害は治りますか？
神田橋條治 他＝著

30歳からの社会人デビュー——アスペルガーの私、青春のトンネルを抜けてつかんだ未来
藤家寛子＝著

★言葉以前のアプローチについて

自閉っ子の心身をラクにしよう！——睡眠・排泄・姿勢・情緒の安定を目指して今日からできること
栗本啓治＝著

芋づる式に治そう！――発達凸凹の人が今日からできること
栗本啓治＋浅見淳子＝著

人間脳を育てる――動きの発達&原始反射の成長
灰谷 孝＝著

人間脳の根っこを育てる――進化の過程をたどる発達の近道
栗本啓司＝著

感覚過敏は治りますか？
栗本啓司＝著

支援者なくとも、自閉っ子は育つ――親子でラクになる34のヒント
こより＝著

愛着障害は治りますか？――自分らしさの発達を促す
愛甲修子＝著

★発達障害支援論

発達障害、治るが勝ち！――自分の生き方を自分で決めたい人たちへ
浅見淳子＝著

治ってますか？ 発達障害
南雲明彦＋浅見淳子＝著

発達障害者支援法は誰を救ったか？
浅見淳子＝著 （電子書籍Kindleオリジナル）

【花風社以外の本】

うつ消しごはん――タンパク質と鉄をたっぷり摂れば心と体はみるみる軽くなる！
藤川徳美＝著／方丈社

＊その他藤川徳美氏の著書多数

治療のための精神分析ノート
神田橋條治＝著／創元社

＊その他神田橋條治氏の著書多数

著者紹介

浅見淳子（あさみ・じゅんこ）

編集者。（株）花風社代表取締役。
慶應義塾大学文学部卒業後、翻訳系出版社、著作権代理店勤務を経て（株）花風社を設立。ニキ・リンコ氏との出会い以降発達障害の本を多く手がけるようになる。自閉症者による法的被害を受けたことをきっかけに発達障害者と一般社会の共存について真剣に考えるようになる。現在は「発達障害は治るのか？」をテーマに出版活動をしている。訳書多数。講演活動多数。

ブログ「治しやすいところから治す――発達障害への提言」
https://blog.goo.ne.jp/tabby222

NEURO《にゅーろ》
神経発達障害《しんけいはったつしょうがい》という突破口《とっぱこう》

2019年3月22日　第一刷発行

著者　浅見淳子

イラスト　小暮満寿雄
デザイン　土屋 光
発行人　浅見淳子
発行所　株式会社花風社
〒151-0053 東京都渋谷区代々木 2-18-5-4F
Tel：03-5352-0250　Fax：03-5352-0251
Email：mail@kafusha.com　URL：http://www.kafusha.com

印刷・製本　中央精版印刷株式会社

ISBN978-4-909100-10-8